Mani Sharma

Libertação de fármacos de ácidos nucleicos

Mani Sharma

Libertação de fármacos de ácidos nucleicos

Triunfos e desafios

ScienciaScripts

Cover image: www.ingimage.com

This book is a translation from the original published under ISBN 978-620-8-41888-5.

Publisher:
Sciencia Scripts
is a trademark of
Dodo Books Indian Ocean Ltd. and OmniScriptum S.R.L publishing group

120 High Road, East Finchley, London, N2 9ED, United Kingdom
Str. Armeneasca 28/1, office 1, Chisinau MD-2012, Republic of Moldova, Europe
Managing Directors: Ieva Konstantinova, Victoria Ursu
info@omniscriptum.com

Printed at: see last page
ISBN: 978-620-8-58189-3

Administração de medicamentos a partir de ácidos nucleicos: Triunfos e desafios

Índice

1.Introdução

O cancro é uma epidemia global e uma das principais causas de morte em todo o mundo, sendo responsável por 7,6 milhões de mortes ou cerca de 13% de todas as mortes. O rácio de mortalidade e morbilidade associado ao cancro está a aumentar de dia para dia e é um problema urgente enfrentado pelos países em desenvolvimento com uma grande população (por exemplo, a Índia). Infelizmente, mesmo após tantos anos de investigação, a quimioterapia atual não é capaz de administrar o fármaco às células tumorais ou aos órgãos e tecidos normais, o que provoca efeitos secundários limitadores da dose e toxicidade que estão na base do fracasso da terapia. O RNAi pode ser uma forma de regular a expressão destes genes para níveis normais e impedir a proliferação de tumores. Doenças como o cancro do ovário, o cancro da próstata e o cancro da tiroide registaram progressos no desenvolvimento de uma cura e espera-se que possa tornar-se um tratamento generalizado para muitos cancros. A capacidade do RNAi para ajustar a expressão de produtos proteicos causadores de cancro é promissora para se tornar um método de tratamento generalizado que pode ser menos oneroso do que a radiação ou a quimioterapia. A principal limitação da quimioterapia é a fraca acessibilidade dos agentes antineoplásicos ao tumor e a natureza não selectiva destes agentes. Atualmente, foi desenvolvida uma vasta gama de medicamentos baseados no RNAi para várias doenças. A FDA aprovou um dos medicamentos à base de RNAi, o Patisiran, contra o gene da transtirretina (TTR) para o tratamento da amiloidose hereditária mediada pela transtirretina e muitos medicamentos à base de RNAi estão a ser submetidos a ensaios clínicos. O RNAi tem um grande potencial terapêutico para aplicação clínica.

O cancro continua a ser um dos maiores desafios globais em matéria de saúde, provocando um número alarmante de mortes em todo o mundo. É a segunda principal causa de morte, responsável por cerca de 7,6 milhões de mortes por ano, representando cerca de 13% de todas as mortes. O impacto do cancro continua a aumentar, afectando milhões de pessoas em todo o mundo. A doença é particularmente prevalente nos países em desenvolvimento, como a Índia, onde o aumento das taxas de mortalidade e morbilidade está a criar uma enorme pressão sobre os sistemas de saúde. Apesar de décadas de investigação e de progressos substanciais na compreensão da biologia do cancro, as terapias tradicionais, como a quimioterapia, continuam a ser insuficientes para tratar eficazmente muitas formas de cancro. As principais limitações dos actuais regimes de quimioterapia resultam da incapacidade de administrar com precisão os fármacos às células tumorais, o que resulta numa fraca eficácia terapêutica e numa toxicidade sistémica significativa. Os agentes quimioterápicos não só são ineficazes para atingir os tumores, como também afectam os tecidos normais e saudáveis, provocando uma série de efeitos secundários debilitantes, como náuseas, queda de cabelo e imunossupressão. Estes efeitos secundários não específicos estão entre os principais factores que contribuem para o fracasso da quimioterapia em muitos doentes com cancro. Consequentemente, existe uma necessidade urgente de desenvolver terapias inovadoras que possam visar seletivamente as células cancerígenas, minimizar os efeitos fora do alvo e oferecer melhores resultados com menos efeitos secundários.

Uma abordagem promissora no tratamento do cancro é a utilização de terapias baseadas em ácidos nucleicos, que oferecem uma forma de atingir os mecanismos moleculares que impulsionam a progressão do cancro. Uma das mais revolucionárias destas terapias é a interferência de RNA (RNAi), um processo celular natural que permite o silenciamento de genes específicos através da degradação do mRNA correspondente. Este processo pode ser aproveitado para atingir a sobreexpressão de genes que promovem o crescimento do tumor, permitindo um tratamento preciso e seletivo das células cancerígenas. As terapias baseadas no RNAi, em particular as que utilizam pequenos RNA de interferência (siRNA) e microRNA (miRNA), representam uma nova fronteira no tratamento do cancro. Estas moléculas de RNA têm o potencial de visar especificamente e silenciar oncogenes - genes responsáveis pela progressão do cancro - sem afetar as funções celulares normais dos tecidos saudáveis. O RNAi oferece um nível de precisão e especificidade que os medicamentos de quimioterapia tradicionais não conseguem igualar, tornando-o uma alternativa promissora para o tratamento do cancro com menos efeitos secundários.

A interferência do ARN funciona através da utilização de pequenas moléculas de ARN que têm como alvo o ARNm de genes específicos, impedindo assim a sua tradução em proteínas. No caso do cancro, muitas células tumorais sobre-expressam proteínas específicas que promovem o crescimento descontrolado e a sobrevivência. Ao visar o ARNm destes genes, o RNAi pode efetivamente "desligar" a expressão destas proteínas cancerígenas, travando a proliferação das células tumorais. A capacidade do RNAi para silenciar seletivamente estes genes torna-o uma ferramenta poderosa para o tratamento de cancros que são causados por mutações genéticas específicas ou proteínas sobre-expressas. Por exemplo, os siRNAs podem ser concebidos para atacar oncogenes específicos, como os envolvidos na regulação do ciclo celular, nas vias anti-apoptóticas ou na angiogénese, que estão frequentemente desregulados nas células cancerosas. Do mesmo modo, os miRNAs, que regulam naturalmente a expressão de múltiplos genes, podem ser concebidos para restaurar a atividade de genes supressores de tumores ou inibir miRNAs oncogénicos, aumentando ainda mais o potencial terapêutico do RNAi.

Apesar da promessa significativa das terapias baseadas no RNAi, o sucesso da entrega das moléculas de RNA aos tecidos-alvo continua a ser um dos maiores desafios na sua aplicação clínica. As moléculas de ARN, devido ao seu tamanho e carga negativa, enfrentam inúmeras barreiras para chegar às células-alvo. São altamente susceptíveis à degradação por enzimas chamadas nucleases, que estão presentes em fluidos biológicos como o sangue e os espaços extracelulares. Além disso, as moléculas de ARN não conseguem atravessar facilmente a membrana celular, o que limita a sua capacidade de entrar nas células e exercer os seus efeitos terapêuticos. Para responder a estes desafios, os investigadores têm-se concentrado no desenvolvimento de sistemas de entrega eficazes para proteger as moléculas de ARN e assegurar o seu transporte eficiente para as células-alvo.

Foram exploradas várias estratégias para ultrapassar estes desafios, tendo as nanopartículas lipídicas (LNPs) emergido como um dos veículos de entrega mais promissores para terapias baseadas no ARN. As LNPs são pequenas partículas à base de lípidos que podem encapsular moléculas de ARN, protegendo-as da degradação e facilitando a sua absorção pelas células. As LNPs podem ser modificadas para melhorar a sua estabilidade na corrente sanguínea, aumentar a sua capacidade de atravessar barreiras biológicas e garantir uma entrega direcionada às células tumorais. O sucesso das vacinas baseadas em ARNm, como as desenvolvidas para a COVID-19, que utilizam LNPs para a entrega de ARN, demonstrou a viabilidade desta abordagem em aplicações clínicas. Para além das LNPs, foram também explorados outros sistemas de entrega, como vectores virais, nanopartículas poliméricas e exossomas. Cada um destes sistemas de entrega tem as suas próprias vantagens e limitações em termos de estabilidade, especificidade do alvo e respostas imunitárias, mas todos representam opções promissoras para aumentar a eficácia clínica das terapias baseadas no RNAi.

No contexto clínico, a aplicação de terapias de RNAi já se revelou promissora em várias doenças. A aprovação do **Patisiran**, um medicamento de siRNA formulado com nanopartículas lipídicas, para o tratamento da **amiloidose hereditária mediada pela transtirretina** (hATTR), constituiu um marco significativo para as terapêuticas de RNAi. O Patisiran actua silenciando o gene **TTR**, que codifica a proteína transtirretina, que provoca a acumulação de depósitos amilóides nos tecidos, levando à disfunção dos órgãos. O sucesso do Patisiran sublinha o potencial das terapias baseadas no RNAi para o tratamento de doenças genéticas e prepara o terreno para aplicações mais vastas, incluindo na terapia do cancro. De facto, vários medicamentos baseados no RNAi estão atualmente em ensaios clínicos para uma variedade de cancros, incluindo os que visam mutações específicas do tumor e oncogenes. O número crescente de medicamentos baseados no RNAi em desenvolvimento reflecte o reconhecimento crescente do potencial terapêutico do RNAi para dar resposta a necessidades médicas não satisfeitas, particularmente no tratamento do cancro.

Ao olharmos para o futuro, as terapias baseadas no RNAi têm um enorme potencial para revolucionar a forma como tratamos o cancro e outras doenças. Com os avanços contínuos em **nanotecnologia**, **edição de genes** e **sistemas de administração de medicamentos direcionados**, as terapias baseadas em RNAi tornar-se-ão provavelmente parte integrante da medicina personalizada, oferecendo aos doentes opções de tratamento mais adaptadas e eficazes. A capacidade do RNAi para visar e regular com precisão a expressão genética torna-o uma ferramenta poderosa para o tratamento de cancros provocados por alterações genéticas específicas. No entanto, os desafios relacionados com a entrega, a estabilidade e os potenciais efeitos fora do alvo ainda têm de ser resolvidos antes de as terapias de RNAi poderem alcançar um sucesso clínico generalizado. Os investigadores continuam a trabalhar no sentido de melhorar os sistemas de entrega de ARN para aumentar a precisão e a eficácia das terapias baseadas no ARNi e, com cada descoberta, o ARNi aproxima-nos mais um passo dos tratamentos contra o cancro mais eficazes e menos tóxicos. Em última análise, as terapias baseadas no RNAi oferecem uma via promissora para o futuro do tratamento do cancro, que pode proporcionar aos doentes opções terapêuticas mais eficazes, direcionadas e seguras em comparação com a quimioterapia tradicional.

2. Interferência do ARN (RNAi)

Antes de compreender como funciona o RNAi, é necessário compreender o que funciona efetivamente o ADN. O ADN é constituído por pequenas moléculas chamadas nucleótidos que contêm um em cada quatro compostos de azoto para escrever um código para a produção de proteínas. Embora o ADN contenha toda a informação necessária para criar proteínas, tem de ser reescrito como ARNm antes de poder ser traduzido numa proteína que possa ser útil à célula. Se o produto proteico de um gene não for produzido, o gene não é expresso. No modelo mais simples de expressão genética, o ADN nas células é transcrito como ARNm que é traduzido pelos ribossomas para construir proteínas. O RNAi é um fenómeno que foi descoberto recentemente. Utilizando o RNAi, cadeias curtas de RNA que não codificam proteínas podem destruir o mRNA ou impedir a sua transcrição. Em ambos os casos, o resultado final é o mesmo: o gene é desativado e não é criada qualquer proteína.

Existem três estratégias para o RNAi: 1) RNA de grampo curto (shRNA), 2) microRNA endógeno (miRNA) e 3) RNA de interferência pequeno (siRNA). O siRNA é mais adequado para utilização em medicamentos porque não requer integração no genoma e pode ser facilmente sintetizado. Uma vez que a conceção racional do siRNA pode inibir especificamente a expressão de genes endógenos e heterógenos, pode modular a expressão de qualquer gene relacionado com a doença. A principal vantagem do RNAi na terapia do cancro é que o RNAi pode ter como alvo genes específicos de vias específicas e genes múltiplos de vias celulares múltiplas que estão envolvidas em doenças. A toma contínua de medicamentos durante a quimioterapia ou a sobredosagem de medicamentos pode causar resistência aos medicamentos, pelo que estas abordagens também reduzem a possibilidade de resistência aos medicamentos. Nos últimos anos, a interferência do ARN (RNAi) tem ganho muito interesse como ferramenta para a genómica funcional e, provavelmente, também como abordagem terapêutica promissora para o tratamento de várias doenças (Bumcrot et al.; Castanotto e Rossi; de Fougerolles et al.). A interferência por RNA (RNAi) foi descoberta pela primeira vez em plantas, mas não foi amplamente observada em animais até Fire e Mello demonstrarem que o RNA de cadeia dupla (dsRNA) pode causar maior supressão da expressão genética do que o RNA de cadeia simples (ssRNA) em Caenorhabditis elegans. O vetor de entrega é crucial para o sucesso clínico do RNAi terapêutico. Para explorar plenamente o potencial terapêutico do RNAi na terapia do cancro, foram desenvolvidas várias estratégias de entrega de pequenos RNA de interferência (siRNA), incluindo formulações de partículas estáveis de ácido nucleico-lípido (SNALP) que encapsulam o siRNA concebido para silenciar a pololike kinase 1 (PLK1) , lipoplexos de siRNA constituídos por lípidos catiónicos e siRNA .No entanto, apesar destas perspectivas brilhantes, um dos principais obstáculos ao desenvolvimento de estratégias baseadas em siRNA para o tratamento e a prevenção de doenças é a relativa ineficácia dos meios para entregar eficazmente estas macromoléculas às células ou tecidos-alvo desejados. Nos últimos anos, o RNAi (RNA de interferência) tornou-se cada vez mais importante no silenciamento de genes e no desenvolvimento de medicamentos devido à sua elevada especificidade, efeito significativo, efeitos secundários menores e facilidade de síntese. Naturalmente, o RNAi é um importante mecanismo de defesa através do qual as células eucariotas podem degradar genes exógenos.

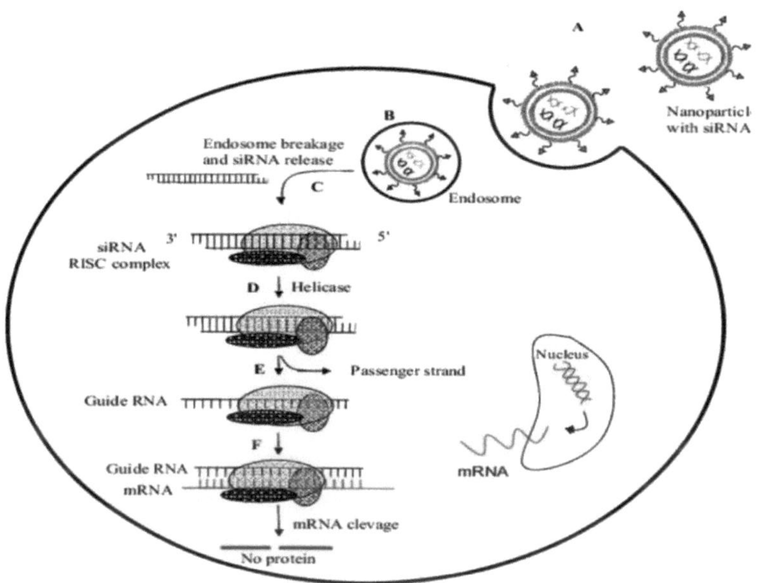

Figura: Mecanismo geral de silenciamento de genes

Mecanismo envolvido: O ARN de cadeia dupla (ARNd) é dividido numa pequena molécula de cadeia simples com um comprimento de 20-25 nucleótidos, denominada siRNA, por uma enzima semelhante à RNaseIII denominada Dicer, uma enzima endoribonuclease. Quando o siRNA é introduzido na célula, a maquinaria endógena de RNAi da célula inicia o silenciamento do gene. O duplex de siRNA é carregado num complexo proteico denominado complexo de silenciamento induzido por RNA (RISC), e este intermediário procede ao reconhecimento de mRNAs complementares. Após o reconhecimento da sequência alvo, o ARNm é clivado pelo Argonauta-2 do RISC ou pela inibição do processo de tradução, resultando na redução da expressão proteica do gene silenciado

Quadro 1: Situação clínica atual das terapêuticas de RNAi para o tratamento do cancro

S.No	Name	Indication	Delivery Route	Target	Delivery System	Development Phase
1.	siRNA-EphA2-DOPC	Advanced solid tumors	Intravenous (I.V)	EphA2	Lipid-basednano particles	Preclinical
2.	APN401	Metastatic tumors	Intravenous (I.V) injection	E3 ubiquitin ligase Cbl-b	Exvivo transfection	Preclinical
3.	iPsiRNA	Metastatic melanoma, absence of CNS Metastases	Intradermal injection	LMP2, LMP7, MECL1	Ex vivo transfection	Phase I, completed
4.	Atu027	Advanced solid tumors	I.V infusion	PKN3	Lipid-basednano particles	Phase-I, completed

5.	siG12D LODER	Pancreatic ductal adenocarcinoma;Pancreatic cancer	Intratumoralimplantation	KRASG1D	LODER polymer	Phase-I, completed
6.	TKM-080,301	Primary or secondary liver cancer	Hepatic intra-arterial injection	PLK1	Lipid-basednanoparticles	Phase-I, completed
7.	ND-L02-s0201	METAVIR F3–4	Intravenous (I.V)injection	HSP47	Lipid-basednanoparticles	Phase-I, recruiting
8.	DCR-MYC	Solid tumors; multiple myeloma;non-Hodgkin's lymphoma	I.V infusion	MYC	Lipid-basednanoparticles	Phase-I, recruiting
9.	CALAA-01	Cancer; solid tumor	Intravenous	RRM2	Cyclodextrincontainin	Phase - I,terminated

			(I.V)injection		gpolymer	
10.	TKM 080301	Neuroendocrine tumors;adrenocortical carcinoma	I.V infusion	PLK1	Lipid-based nanoparticles	Phase I, recruiting

Tabela 2: Cronologia da descoberta do RNAi e do progresso do siRNA na aplicação clínica:

1998	• Fire and Mello discovered RNAi mechanism in C. elegans
2001	• Elbashir proves first in-cell RNAi-Mediated gene silencing
2003	• Song proves first in-mouse RNAi- Mediated gene silencing
2004	• First clinical trial on local delivery of siRNA-027 by Allergan and siRNA Therapeutics
2005	• Song proves first in-mouse carrier- mediated RNAi-Mediated gene silencing
2006	• Fire and Mello won the Nobel Prize in medicine for discovery of RNAi
2006	• Alnylam proves first in-primate RNAi-Mediated gene silencing
2008	• Calando pharmaceutics initiated the first clinical trial of targeted delivery of siRNA; CALAA-01
2010	• Alnylam proves first in-human RNAi therapeutics
2013	• First demonstration of highly potent siRNA-Mediated gene knockdown by Coelho
2018	• FDA approve the first siRNA therapeutics ONPATTRO

Algumas outras aplicações do RNAi no tratamento de doenças humanas

- **Scherr** ***et al.*** avaliaram a inibição específica da expressão do gene BCR-ABL através de um pequeno ARN de interferência para o tratamento do cancro da leucemia linfoblástica.

- **Brummelkamp** ***et al.*** avaliaram a inibição da expressão do alelo oncogénico K-RAS (V12) em células tumorais humanas para o tratamento do carcinoma do pâncreas e do cólon.

- **Michael** ***et al.*** avaliaram a redução da acumulação de microRNAs específicos miR-143 e miR-145 para o tratamento do adenocarcinoma do cólon.

- **Saito** ***et al.*** avaliaram a utilização de um fármaco modificador da cromatina que ativa especificamente o microRNA-127 com uma regulação negativa do proto-oncogene Bcl-6 para o tratamento do cancro da bexiga.

- **Reddy** ***et al.*** avaliaram a possibilidade de utilizar o RNAi para intervir no processo de aterosclerose ou para reduzir os danos no tecido cardíaco e nas células cerebrais para o tratamento de doenças cardiovasculares e vasculares cerebrais.

- **Colussi** ***et al.*** avaliaram que o alvo debcl, um homólogo pró-apoptótico de Bcl-2, é um componente da maquinaria de morte celular de Drosophila melanogaster para o tratamento de doenças metabólicas e doenças neurodegenerativas.

- **Jacque** ***et al.*** avaliaram que a regulação descendente dos cofactores celulares do VIH-1 necessários para a infeção pelo VIH por RNAi para o tratamento do Vírus da Imunodeficiência Humana.
- **Song** ***et al.*** avaliaram que a inibição da expressão de *Fas* por siRNA para o tratamento de doenças virais.
- **Kenneth et al.** fizeram uma abordagem baseada na interferência do RNA (RNAi), na qual o pequeno RNA de interferência (siRNA) medeia a regulação negativa específica do alvo molecular chave da doença inflamatória intestinal.
- **Schiffelers** ***et al.*** avaliaram a utilização da electroporação localizada para a administração *in vivo* de siRNA no tecido articular de ratinhos artríticos. E descobriram que a electroporação de siRNA anti-TNFα resultou na inibição da inflamação das articulações na artrite induzida por colagénio.
- **Nakasa** ***et al.*** avaliaram que a administração intravenosa de miR-146a suprime a destruição da cartilagem e do osso num modelo de ratinho com artrite induzida por colagénio.
- **Khoury** ***et al.*** avaliaram a utilização de uma molécula de ADN para complexação com um lipossoma catiónico para a administração intravenosa de siRNA anti-TNFα em ratinhos com artrite induzida por colagénio.

3. Sistemas de distribuição

Os sistemas de entrega de siRNA atualmente desenvolvidos para a terapia do cancro podem ser divididos em quatro categorias principais: modificação química, não-ovectores à base de lípidos, sistemas de entrega mediados por polímeros, sistemas de entrega conjugados e outros (exossomas, micrófagos de RNAi, partículas de oligonucleótidos).

1. Modificações químicas de siRNA-anticancerígeno

As modificações químicas permitem atingir um grande potencial e são necessárias na terapêutica do cancro, embora não constituam um veículo para os sistemas de entrega de siRNA. Com modificações químicas racionais, o siRNA pode adquirir vantagens como a estabilidade sérica, a capacidade de escape imunitário e o acesso à maquinaria de RNAi. As modificações químicas podem ser introduzidas no terminal 5' ou 3', na espinha dorsal, no açúcar ou na nucleobase do siRNA. O local de modificação mais comum do siRNA é a posição 2' do anel de ribose, que comprovadamente aumenta a estabilidade do siRNA ao impedir a degradação por endonucleases. As duas estratégias de modificação, ou seja, 2'-O-metil e 2'-deoxi-2'-fluoro, são bastante bem conhecidas e comercializadas, tendo sido demonstrado que aumentam a estabilidade sérica do siRNA e aumentam o seu potencial in vivo. Existem também outras abordagens, como a substituição do grupo diéster fosfórico (PO4) por fosfotioato (PS) na extremidade 3'da espinha dorsal do ARN, ou a combinação de 4'-tiolação com modificação 2'-O-alquilo.

2. Vectores à base de lípidos para a entrega de siRNA anti-cancro

Os vectores lipídicos mais famosos utilizados em ensaios clínicos são as SNALPs (partículas estáveis de ácido nucleico-lípido). As SNALPs são um tipo de nanopartículas lipídicas que encapsulam o siRNA e o transportam para as células-alvo. Nas SNALPs, o siRNA está rodeado por uma bicamada lipídica que contém uma mistura de lípidos catiónicos e fusogénicos, revestida com polietilenoglicol difusível. Com uma maior permeabilidade e retenção devido ao tempo prolongado de circulação no sangue, as SNALPs são altamente biodisponíveis, o que leva à acumulação de SNALPs nos locais de fuga vascular, especialmente nos locais de crescimento do cancro. Após a acumulação, as SNALP são facilmente endocitadas pelas células cancerígenas e introduzem o siRNA nas células com êxito.

3. Entrega de siRNA anti-cancro mediada por polímeros

Os sistemas de entrega mediados por polímeros, vulgarmente designados por nanopartículas poliméricas, são sistemas sólidos, biodegradáveis e coloidais que têm sido amplamente estudados como vesículas de fármacos. De acordo com o material utilizado, os sistemas de entrega mediados por polímeros podem ser divididos em duas categorias: polímeros catiónicos solúveis em água e nanopartículas poliméricas.Para a administração de siRNA anticancerígeno, os polímeros catiónicos solúveis em água incluem principalmente a ciclodextrina ou a polietilenoimina (PEI), enquanto as nanopartículas de polímero se baseiam geralmente na policaprolactona (PCL), no poli(D,L-lactido) (PLA) e no poli(D,L-lactido-co-glicolido) (PLGA).A ciclodextrina é o polímero natural mais promissor para a entrega de siRNA, tendo sido introduzida pela primeira vez para a entrega de ADN plasmídico em 1999 e posteriormente optimizada para a entrega de siRNA. No espaço de dez anos, as nanopartículas à base de polímero de ciclodextrina (CDP) passaram a ser utilizadas em ensaios clínicos para a administração de siRNA. A nanopartícula de polímero de ciclodextrina foi o primeiro sistema de entrega de siRNA direcionado que entrou em ensaios clínicos para o tratamento do cancro.

4. Sistemas conjugados de entrega de siRNA para a terapia do cancro-

Os materiais de conjugação mais comuns são pequenas moléculas de fármacos, aptâmeros, lípidos, péptidos, proteínas e polímeros. Este sistema tem uma vantagem bastante óbvia para a utilização clínica na terapêutica do cancro, uma vez que o sistema é simples e bem definido. Os CPP (péptidos penetrantes nas células) são outro material de conjugação utilizado para melhorar a eficácia da transfecção de siRNA. Um CPP bem conhecido é a proteína transactivadora TAT do vírus da imunodeficiência humana tipo 1 (VIH-1). A TAT foi conjugada com o terminal 3'da cadeia anti-sentido de um siRNA utilizando um reticulador hetero bi-funcional (HBFC), ou seja, sulfosuccinimidil-4-(p-maleimidofenil) butirato. O conjugado TAT-siRNA demonstrou uma melhoria dramática na entrega intracelular de siRNA.

Abordagens:

Vectores virais: Este método baseia-se ainda na inserção do gene funcional modificado em vectores virais para penetrar no genoma do hospedeiro. Assim que os vectores virais encapsulados entram na célula, inicia-se a degradação da membrana encapsulada, o que liberta o vetor viral que, por sua vez, liberta o gene modificado para o núcleo e ativa as instruções necessárias para que a célula sintetize a proteína que anteriormente não tinha sido detectada ou alterada. No entanto, infelizmente, devido a alguns efeitos adversos, como a imunogenicidade, as dificuldades em lidar com a produção em grande escala e o comprimento limitado dos genes, este sistema não foi bem sucedido. Além disso, os riscos potenciais e reais de alguns adenovírus também foram observados durante os ensaios clínicos.

Vectores não virais: As abordagens de transferência não-viral importantes para a entrega de siRNA incluem a utilização de: (a) siRNA nu; (b) siRNA complexado a lipossomas catiónicos (os chamados lipoplexos) e (c) siRNA complexado a polímeros catiónicos. Embora o siRNA nu não produza praticamente nenhuma transfecção em condições normais, é possível uma transferência surpreendentemente eficiente do siRNA nu após injeção local, nomeadamente no músculo e na pele. Os polímeros catiónicos, como a poli-L-lisina e a polietilenoimina, têm sido utilizados como agentes de transferência de genes com sucesso moderado.

Método físico: O método físico de transferência de genes inclui a biolística, a injeção por jato, as injecções hidrodinâmicas, os ultra-sons e o método de electroporação. Neste método, os genes são diretamente inseridos no citosol de pequenas e grandes moléculas de NA, bem como de qualquer outra molécula não permeável, com a ajuda de impulsos eléctricos, agulhas finas ou gás de alta pressão, o que pode ultrapassar os efeitos secundários associados a outros métodos de transferência de genes, como a limitação do comprimento do gene, que pode ser resolvida pelo método físico. Além disso, este sistema é eficaz para uma ou várias células-alvo num local pretendido e reduz o risco de dispersão dos reagentes de transfecção-+. Por outro lado, o método físico também apresenta alguns inconvenientes, tais como: é difícil para os genes serem transferidos para o núcleo devido à menor permeabilidade através da membrana, o ADN ou ARN nus são digeridos por enzimas durante a transferência, danificam as células, são difíceis de manipular em grande escala, os protocolos são trabalhosos e são necessários instrumentos dispendiosos. Todos estes factores resultam numa diminuição da eficiência da transfecção e limitam também a sua aplicação clínica.

4. deficiências das abordagens convencionais de entrega de siRNA e estratégias para as ultrapassar:

As caraterísticas físico-químicas do siRNA - elevado peso molecular, carga aniónica e hidrofilicidade - impedem a difusão passiva através da membrana plasmática da maioria dos tipos de células. Assim, são necessários mecanismos de entrega que permitam que o siRNA entre nas células, evite a compartimentação endolisossómica e se localize no citoplasma, onde pode ser carregado no complexo de silenciamento induzido por RNA.

Lípidos catiónicos como vectores de entrega de siRNA:

1. Lipofectamina 2000:

Dalby et al. utilizaram a Lipofectamina 2000 para examinar o efeito da eficiência da transfecção e provaram que a Lipofectamina 2000 proporciona uma elevada eficiência de transfecção e níveis elevados de expressão do transgene numa série de tipos de células de mamíferos in vitro, utilizando um protocolo simples. Os sistemas à base de lipossomas/lípidos catiónicos mais comercialmente existentes são a Lipofectamina 2000 e o lipossoma à base de CDAN, composto por CDAN: DOPE em diferentes proporções molares.

2. 2-bis (óleo-iloxi)-3-(trimetilamónio) propano (DOTAP):

Leventis e Silvius sintetizaram pela primeira vez o DOTAP em 1990. A sua estrutura é constituída por glicerol, no qual duas cadeias de oleoile ligadas por uma ligação éster como espaçador e uma com uma amina quaternária. Ao utilizar lipossomas catiónicos DOTAP, Sorensen *et al.* injectaram siRNA anti-TNF-α em ratinhos e conseguiram inibir a expressão do gene TNF-α induzida por lipopolissacarídeos. Ma *et al.* também referiram que este lípido catiónico, utilizado com colesterol em proporções de 55:45, é capaz de fornecer siRNA.

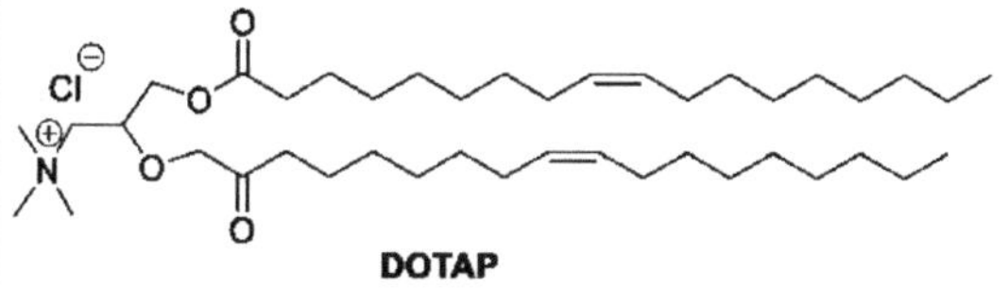

DOTAP

3. Cloreto de N-[1-(2, 3-dioleyloxy) propil]-N, N, N-trimetilamónio (DOTMA):

O primeiro lípido catiónico sintetizado e comercialmente disponível a ser concebido para a entrega de genes é o DOTMA. É constituído por glicerol, no qual duas cadeias de oleoil estão ligadas por uma ligação de éter como espaçador e uma com uma amina quaternária. Quando comparado com outros lípidos catiónicos, o DOTMA tem uma melhor eficiência de transfecção in vivo. A "lipofectina", utilizada como reagente de transfecção, é a combinação de DOTAP e DOPE na proporção de 1:1.

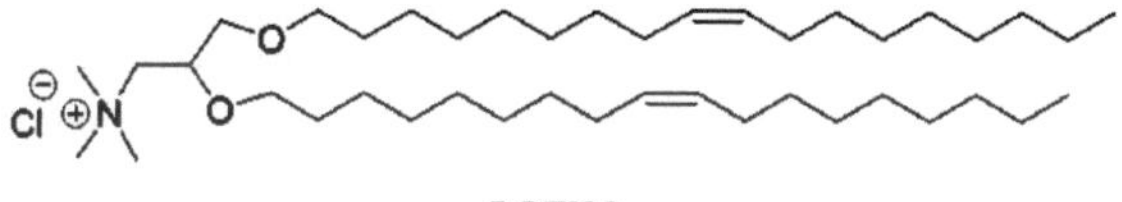

DOTMA

4. 3β [N-(N',N'-dimetilaminoetano)-carbamoil]colesterol (DC-Chol):

Entre os sistemas de entrega de genes existentes, o lipossoma DC-

Chol/DOPE é um dos sistemas mais eficazes na entrega de genes. Yajun Guo e Jianming Chen examinaram o efeito na transfecção de siRNA e ADN plasmídico (pDNA) utilizando lipossomas DC-Chol/DOPE com diferentes rácios molares. Estes resultados revelam que o mecanismo de eficiência da transfecção de siRNA e pDNA depende dos lipossomas DC-Col/DOPE com uma razão molar diferente.

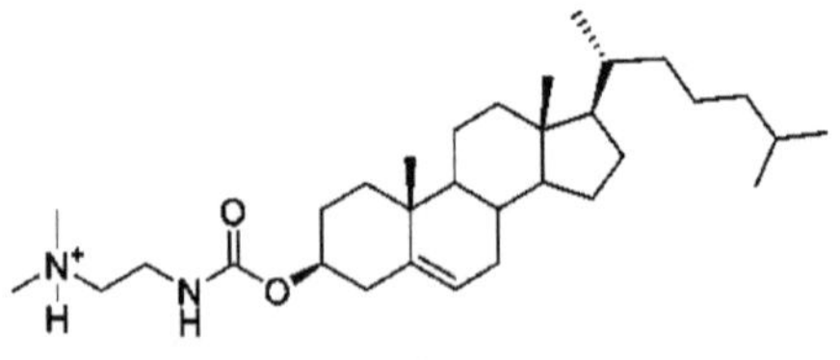

DC-Chol

Em conclusão, existem dois tipos principais de vectores de entrega de genes habitualmente utilizados - vectores virais e não virais. Entre estes, os vectores de entrega mais eficazes são os lípidos catiónicos. Até à data, as estratégias de entrega de siRNA baseiam-se em terapias de agente único, mas a terapia combinada é mais eficaz do que um agente único na cura do cancro.

Lípidos catiónicos como agentes anticancerígenos:

1. Estradiol:

O estradiol é um esteroide e a principal hormona sexual feminina. Para além das suas funções fisiológicas, está também envolvido em muitos processos promotores de doenças, nomeadamente em certos cancros, com origem em tecidos sensíveis aos estrogénios, como o cancro da mama. O estradiol, o ligando endógeno do recetor de estrogénio (ER), é quimicamente modificado para modular a função do ER, o que é de grande importância para o tratamento de várias doenças, incluindo o cancro da mama e a osteoporose.

2. Haloperidol

O haloperidol é um fármaco neuroléptico que apresenta uma elevada afinidade para os receptores σ (sigma) (SR) e que demonstrou induzir apoptose a concentrações mais elevadas em melanomas e carcinomas com expressão excessiva de SR. Foi demonstrado que apresenta atividade anticancerígena e induz apoptose em diferentes linhas de células tumorais a concentrações moderadas. Curiosamente, a alteração estrutural do haloperidol através da conjugação com uma porção lipídica de amónio quaternário aumentou a sua atividade anti-proliferativa sem prejudicar a capacidade de orientação.

Em 2011, Pal e colaboradores referiram que a conjugação de uma porção lipídica catiónica de cadeia dupla de oito carbonos com o haloperidol gerou uma nova atividade terapêutica antiproliferativa orientada para o recetor σ através da apoptose mediada pela caspase-3 e da regulação negativa da proteína Akt.

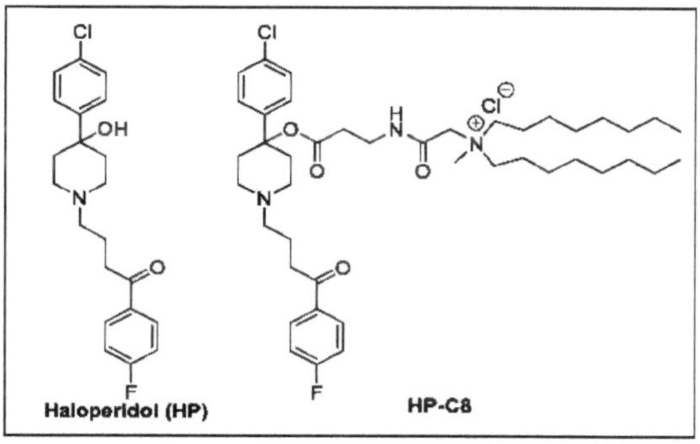

Haloperidol (HP) HP-C8

3. Dexametasona

A dexametasona (Dex) é um tipo de medicamento esteroide que actua como ligante dos receptores de glucocorticóides. É utilizada como agente anti-inflamatório e também apresenta uma atividade anticancerígena moderada, mas apresenta certos efeitos secundários associados à sua natureza esteroide, quando é utilizada em tratamentos antitumorais. Para um tratamento anticancerígeno eficaz, é necessária uma alteração controlada e estrutural da Dex.

Rajkumar Banerjee et al. modificaram o Dex com um lípido catiónico em que a molécula Dex com oito cadeias de carbono apresenta uma melhor atividade anti-proliferativa do que o Dex, muito provavelmente através da modulação da via JAK3/STAT3.

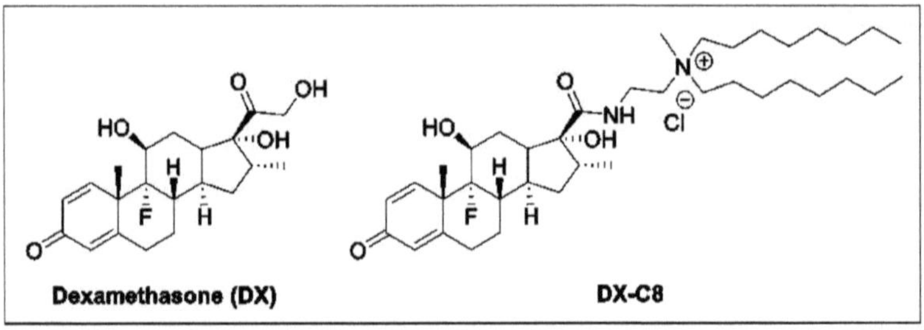

Dexamethasone (DX) DX-C8

2. Emodin

A emodina (1, 3, 8-tri-hidroxi-6-metil-9, 10-antraquinona) é um suplemento químico natural presente no ruibarbo. Possui actividades anti-tumorais, anti-virais e anti-bacterianas. Entre elas, apenas a atividade anti-cancro é mais amplamente relatada. No entanto, para potenciar os efeitos anticancerígenos da molécula de emodina, são necessárias algumas modificações químicas. Teich e Gu afirmaram que a cadeia lateral catiónica que contém derivados de emodina mostrou uma atividade citotóxica mais forte em comparação com a molécula de emodina simples.

Wenfeng Wang et al. sintetizaram uma série de lipo-emodinas catiónicas e analisaram as actividades antiproliferativas in vitro contra um painel de células cancerígenas e não cancerígenas. A molécula com oito e dez comprimentos de cadeia de carbono (**EM-C8, EM-C10**) inibiu significativamente a proliferação de células cancerígenas através da paragem do ciclo celular predominantemente na fase G0/G1 e, ao mesmo tempo, apresentou baixa citotoxicidade para células não cancerígenas. Os estudos in vivo também revelaram que 10 mg/kg do derivado **EM-C8** e 25 mg/kg do derivado **EM-C10** apresentaram uma atividade antiproliferativa significativa em comparação com a molécula de emodina.

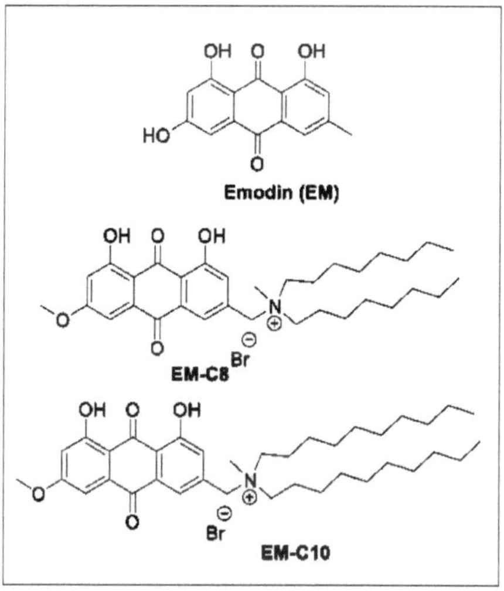

Os resultados acima referidos mostraram que, para melhorar as actividades anti-proliferativas das moléculas, os derivados de cadeia longa contendo sais de amónio quaternário podem ser utilizados como farmacóforos eficazes. Por conseguinte, os lípidos catiónicos, que são estruturalmente compostos por derivados positivamente carregados de moléculas de ácidos gordos de cadeia longa, estão a ser amplamente estudados pela sua eficiência como vectores de transfecção para a entrega de siRNA e também como agentes que apresentam uma atividade anticancerígena sinérgica.

Efeito do lípido catiónico em lipossomas catiónicos na entrega de siRNA:

Os lípidos catiónicos foram introduzidos como transportadores de ADN e ARN há mais de 20 anos. Os lípidos catiónicos interagem com ácidos nucleicos carregados negativamente através de interações electrostáticas, formando complexos denominados lipoplexos. O mecanismo proposto para a formação de lipoplexos é que os ácidos nucleicos carregados negativamente se ligam a vesículas lipídicas carregadas positivamente. As vesículas suplementares carregadas positivamente adsorvem-se aos ácidos nucleicos expostos ao solvente. Este processo provoca a formação de uma estrutura multilamelar de bicamadas lipídicas carregadas positivamente com 3,7 nm de espessura, espaçadas 2 nm entre si por ácidos nucleicos carregados negativamente. Um dos primeiros lípidos catiónicos a ser utilizado para a distribuição de ADN é o DOTMA. Após a hidratação, o DOTMA compõe lipossomas, quer isoladamente, quer na presença de outros lípidos. Estes lipossomas podem ser reduzidos a pequenas vesículas unilamelares (SUV) com um diâmetro inferior a 100 nm. Os lipossomas diferem das micelas; os lipossomas são vesículas esféricas em que uma única ou várias bicamadas lipídicas perpétuas separam o meio aquoso externo do núcleo aquoso intra-lipossómico, ao passo que as micelas têm um núcleo interno de óleo. Com base na eficácia do DOTMA e de outros lípidos catiónicos, algumas caraterísticas estruturais comuns aos lípidos mais eficazes para a distribuição do ADN in vivo.

Estas caraterísticas incluem: (i) um grupo catiónico principal e a sua cadeia alifática vizinha numa relação de 1, 2 na espinha dorsal; (ii) uma ligação éter para ligar as cadeias alifáticas à espinha dorsal; e (iii) cadeias oleílicas emparelhadas como âncora hidrofóbica no conjunto lipídico. Mais recentemente, foi desenvolvida uma biblioteca combinatória de moléculas semelhantes a lípidos, designadas lipidoides, para a distribuição de siRNA. O desempenho dos lipidoides foi comparado com diferentes motivos estruturais, incluindo o comprimento da cadeia alquílica e a degradabilidade da ligação entre os grupos amina e alquilo. Foram atingidos os calibres mais elevados de knockdown utilizando lipidoides com as seguintes propriedades: (i) mais de duas aminas por unidade de cabeça; (ii) ligações amida entre o "núcleo" de amina e as caudas de acilo; (iii) mais preponderante do que duas cadeias de acilo; (iv) cadeias de acilo entre 8 e 12 átomos de carbono; e (v) pelo menos uma amina secundária. Um exemplo de um lipidoide, denominado 98N12, juntamente com outros lipidos catiónicos normalmente utilizados.

O colesterol desempenha um papel em muitos eventos relacionados com a membrana celular, como a fusão de membranas, a macropinocitose, a caveolina e a endocitose mediada por lipídios. A conjugação do colesterol com o siRNA melhora a captação e a transfecção celular e diminui a degradação do siRNA no soro. O colesterol pode desempenhar um papel duplo na distribuição do siRNA. Quando incorporado no transportador, o colesterol pode facilitar a fusão celular ou a internalização endossómica do transportador. Quando conjugado com o siRNA, o colesterol parece atuar como uma entidade de orientação.

As nanopartículas poliméricas revestidas com PEG são os vectores não virais mais promissores para a administração sistémica de siRNA. A PEGilação não só reduz a toxicidade dos lípidos catiónicos (CL) e dos polímeros catiónicos, como a polietilenoimina (PEI), como também inibe a agregação das partículas. A auto-montagem; LPD (complexo lipossoma-policação-DNA) é um potente nanocarreador para a entrega sistémica de siRNA.

Para uma distribuição eficiente do siRNA lipossómico, foram sintetizados diversos tipos de lípidos catiónicos que distribuíram eficazmente o siRNA in vitro e in vivo. Concretamente, os lípidos catiónicos derivados do colesterol e do glicerol têm sido amplamente utilizados para uma distribuição de siRNA mediada por lipossomas catiónicos. A estrutura geral de um lípido catiónico tem três componentes: (1) um grupo âncora lipídico hidrofóbico (por exemplo, colesterol, dialquil ou trialquil lípido), que serve para compor a estrutura lipossómica; (2) um braço de ligação, como um éster, amido ou carbamato; e (3) um grupo de cabeça positivamente carregado, composto principalmente por amina catiónica (por exemplo, amina secundária, terciária ou quaternária).

O braço de ligação controla a flexibilidade conformacional, o grau de estabilidade, a biodegradabilidade e a eficácia da transfecção. No que diz respeito ao grupo de cabeça, foi referido que a inclusão de um derivado catiónico de colesterol com um grupo hidroxietil no grupo de cabeça amina na formulação das nanopartículas baseadas em lípidos obteve uma elevada facilidade de transfecção para a distribuição de genes. Consequentemente, nos lipossomas baseados em derivados catiónicos de colesterol, utilizámos derivados catiónicos de colesterol, tais como OH-Chol, OH-C-Chol, HAPC-Chol, MHAPC-Chol e DMHAPC-Chol, que tinham um grupo hidroxietil no grupo da cabeça amina.

A maioria dos lípidos catiónicos é associada a lípidos auxiliares para aumentar a eficiência da transfecção. Por exemplo, o colesterol e o DOPE são utilizados para aumentar a estabilidade e a segurança, bem como a complexação do siRNA. O DOPE, que foi utilizado neste estudo, é um dos lípidos auxiliares mais utilizados. O DOPE tem propriedades fusogénicas e tem-se verificado que promove a perfuração da membrana, altera a estabilidade das partículas e reduz a toxicidade. Verificou-se que as partículas feitas de DOPE e DOTAP em proporções de 1:1 e 3:1 facilitam a fusão endossómica e a libertação de carga. O nosso estudo utiliza as mesmas proporções de DOPE e DOTAP e, além disso, verificámos que a integração de DOPE aumentou a eficiência da transfecção. Anteriormente, foi proposto que o DOPE empurra a estrutura dos complexos lipídicos para uma fase hexagonal invertida mais eficaz, o que poderia ser responsável pela maior taxa de transfecção. Uma explicação alternativa ou complementar pode ser que o lípido auxiliar neutro DOPE promove uma ligação mais impotente do siRNA na partícula, sancionando uma cedência mais rápida do siRNA ao RISC no citoplasma.

Os transportadores com base em lípidos são candidatos promissores para a distribuição terapêutica de siRNA. Ao conceber transportadores, é necessário ter em conta as escalas molecular e meta-molecular. À escala molecular, os blocos de construção, ou seja, os lípidos, devem ser capazes de se reunir em sistemas de distribuição estáveis, que podem ou não ser afectados pela carga útil do ácido nucleico. A complexação com o siRNA ocorre frequentemente através de interações electrostáticas; por conseguinte, a cabeça polar do lípido deve conter uma carga positiva durante a complexação do siRNA, transportada na maioria dos casos pelos grupos amina. As interações electrostáticas devem ser suficientemente estáveis para manter a carga nucleica no transportador durante o percurso, mas devem sancionar a dissociação, para executar a atividade terapêutica, no local de distribuição. As moléculas que contêm várias aminas por grupo de cabeça, nas quais existe um espaçamento marginal entre uma amina e outra, conseguem aderir à espinha dorsal negativamente carregada do siRNA de uma forma melhor do que vários lípidos que contêm uma única carga positiva por grupo de cabeça. Na montagem de transportadores a partir de lípidos com carga positiva, a estabilidade pode ser reforçada pela adição de lípidos neutros (por vezes designados por lípidos auxiliares) para reduzir a repulsão entre cargas homogéneas na bicamada. A integração de colesterol, que reside na região hidrofóbica da bicamada, altera a estabilidade do transportador e parece desempenhar um papel consequente na facilitação da absorção celular do siRNA. Os lípidos PEG, que se alongam para fora da bicamada lipídica, apresentando uma coroa altamente hidratada que contorna o transportador, aumentam o tempo de circulação e reduzem a absorção do transportador pelos componentes do RES. Para permitir a absorção e a permeação do transportador através das fenestrais, deve ser mantido um limite de tamanho inferior a 100 nm.

Lípido catiónico de fosfónio

Os polímeros contendo sais de fosfónio começaram muito recentemente a emergir como materiais atractivos para a engenharia de sistemas de entrega de genes não virais. Em comparação com os polímeros à base de amónio mais frequentemente utilizados, alguns destes materiais podem aumentar a ligação do ácido nucleico a uma concentração mais baixa de polímero e mediar uma boa eficiência de transfecção, com baixa citotoxicidade.

P vs. N: Perfis de toxicidade in vitro e in vivo.

Uma vantagem potencial de alguns materiais contendo fosfónio é uma citotoxicidade mais baixa em comparação com os seus análogos de amónio. Isto foi descrito pela primeira vez num estudo de Stekar et al. que se centrou na identificação de análogos dos fosfolípidos sintéticos anti-neoplásicos edelfosina e miltefosina, com melhor tolerabilidade e maior atividade citostática. Foram sintetizados novos análogos através da substituição do átomo de azoto (N) da 2-O-metil-1-O-octadecil-rac-gliceril-3-fosfocolina e da octadecil fosfocolina por arsénio (As) ou fósforo (P), tendo-se verificado que os fosfolípidos de fosfónio e de arsónio resultantes apresentavam uma toxicidade aguda comparativamente mais baixa num modelo de ratinho, quando comparados com os seus fosfolípidos de colina de origem. No entanto, os novos análogos mantiveram uma atividade antineoplásica semelhante à dos seus fosfolípidos de origem, tal como avaliado in vitro em várias linhas celulares (células de leucemia linfocítica (L1210), células KB (uma sub-linha de células HeLa) e células DS (linfócitos B)) e in vivo utilizando carcinomas induzidos por 7,12-dimetilbenz(a)antraceno em ratos. Embora o(s) mecanismo(s) exato(s) subjacente(s) às diferenças observadas não tenha(m) sido investigado(s) nesta fase, a toxicidade aguda reduzida que resulta numa atividade parassimpaticomimética mais fraca pode estar potencialmente relacionada com os raios covalentes mais elevados dos iões fosfónio e arsónio, que resultaram em complexos maiores. Um estudo realizado por Clément e colaboradores sobre fosfonolípidos catiónicos demonstrou que a alteração da natureza da cabeça polar catiónica de amónio para fosfónio ou arsónio resultou numa transfecção de ADN mais eficiente da β-galactosidase em células epiteliais das vias respiratórias (células CFT1) e células HeLa. Além disso, foi observada uma citotoxicidade reduzida em células de leucemia mielogénica (K562) transfectadas com fosfonolípidos contendo grupos quaternários à base de fósforo ou arsénio em comparação com os lípidos de amónio correspondentes.

Num trabalho subsequente, os mesmos autores investigaram uma grande biblioteca de fosfonolípidos catiónicos com parâmetros estruturais variáveis, incluindo a natureza das porções quaternárias catiónicas - amónio, fosfónio ou arsénio, como parte de vectores de entrega de genes, tanto in vitro como in vivo. Utilizando um ensaio de luciferase, verificou-se que a substituição de grupos de amónio por análogos de fosfónio ou arsénio melhorava a transfecção celular e reduzia a citotoxicidade numa série de linhas celulares (HeLa, CFT1, K562). Em termos de polímeros contendo fosfónio, um trabalho seminal de Frechet e colaboradores demonstrou que os poliacrilatos estruturalmente análogos com unidades de repetição de trietilfosfónio tinham menor citotoxicidade em comparação com os correspondentes análogos de trietilamónio. A viabilidade celular foi avaliada utilizando um ensaio metabólico de proliferação WST-1, empregando uma gama de concentrações de polímero (50-500 μg mL-1), e foi medida 48 horas após a exposição ao polímero. Além disso, foi observada uma melhor viabilidade celular para o polímero à base de trietilfosfónio após transfecção com poliplexos de siRNA em comparação com os seus análogos de amónio. Num trabalho subsequente, utilizando polímeros semelhantes na linha celular de ratinho 3T3, não encontrámos diferenças significativas na citotoxicidade entre os polímeros contendo fosfónio e amónio. Utilizando poliestirenos de tributil e trietil-amónio e fosfónio, não foram encontradas diferenças nos perfis de citotoxicidade para ambos os polímeros e para os correspondentes poliplexos de polinucleótidos em células HeLa, conforme estimado por um ensaio de viabilidade celular MTT. Globalmente, os dados actuais sugerem que os polímeros de fosfónio possuem geralmente um perfil de citotoxicidade equivalente ou mais favorável do que os seus análogos à base de amónio, o que poderá abrir caminho a uma aplicação mais generalizada destes materiais na entrega de genes.

Porquê lipossomas catiónicos na entrega de genes?

Os lipossomas catiónicos são preparados a partir de lípidos catiónicos que contêm duas cadeias longas alifáticas hidrofóbicas e funcionalidades com carga positiva na região do grupo principal. Os lípidos catiónicos são geralmente formulados em combinação com lípidos neutros, como o DOPE ou o colesterol, para utilização como vectores de transferência de genes. Devido à sua carga superficial oposta, os lipossomas catiónicos podem formar um complexo carregado com uma molécula de siRNA de carga negativa. Os complexos lipídicos-siRNA carregados resultantes (popularmente conhecidos como "lipoplexos") não sofrem a barreira eletrostática enfrentada pelo siRNA nu ao entrar nas células biológicas e são endocitados pela membrana plasmática celular. Além disso, os lipossomas catiónicos também protegem o siRNA do ataque das RNases em trânsito. Em termos gerais, os lípidos catiónicos de transfecção são concebidos para proteger o siRNA de modo a que ocorram interações favoráveis com a membrana plasmática, conduzindo a uma endocitose eficiente e à subsequente desestabilização dos endossomas. Em 1987, Felgner et al. utilizaram pela primeira vez um lípido catiónico quimicamente concebido e sintetizado para transfectar células de cultura com ADN plasmídico. Desde então, foi descrito até à data um grande número de lípidos catiónicos eficazes com diferentes arquitecturas moleculares: (a) fabrico robusto; (b) facilidade de manuseamento e técnicas de preparação; (c) capacidade de injetar grandes complexos lípidos:ADN e (d) baixa resposta imunogénica, etc.

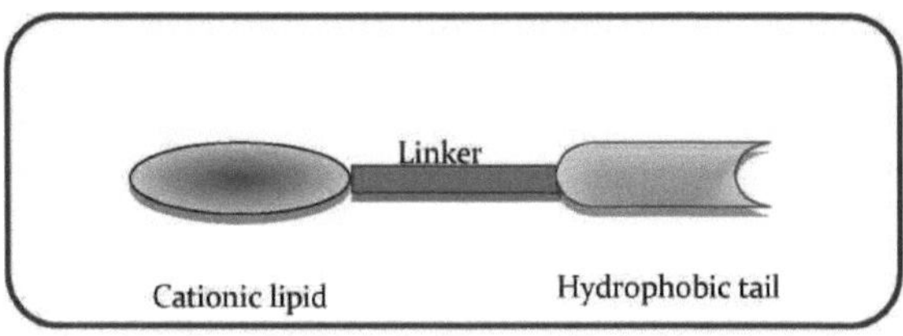

Figura: Estrutura geral do lípido catiónico

Os lípidos catiónicos são moléculas anfifílicas e são geralmente constituídos por três partes: um domínio hidrofóbico (por exemplo, cadeias alifáticas), um grupo de cabeça hidrofílico (por exemplo, amónio quaternário) e um espaçador que inclui uma ligação de ligação (por exemplo, ligação éster) e um domínio de espinha dorsal (por exemplo, glicerol)) entre estas duas partes. Um dos factores críticos que influenciam a entrega do siRNA é a composição do grupo catiónico principal. Uma solução de lípidos catiónicos, frequentemente formada por lípidos auxiliares neutros, pode ser misturada com o siRNA para formar um lipoplex. Os reagentes comerciais bem caracterizados e amplamente utilizados para a transfecção com lípidos catiónicos incluem o N-[1-(2,3-dioleyloxy) propyl]-N,N,N-tri methyl ammonium chloride (DOTMA), [1,2-bis(oleoyloxy)-3-(trimethyl ammonio) propane] (DOTAP), e 3β[N-(N', N'-dimethyl aminoethane)-carbamoyl] cholesterol (DCChol). O dioleoil fosfatidil-etanol amina (DOPE), um lípido neutro, é frequentemente utilizado em conjunto com lípidos catiónicos devido aos seus efeitos desestabilizadores da membrana a pH baixo, que ajudam na fuga endolisossomal.

Grupo de cauda hidrofóbico:

Existem dois tipos principais de moléculas hidrofóbicas, nomeadamente cadeias alifáticas e derivados de lípidos. Tradicionalmente, no caso das cadeias alifáticas, os lípidos catiónicos de cauda simples são mais tóxicos e menos eficazes do que os seus homólogos de cauda dupla. Pinnaduwage et al. referiram que o brometo de cetil trimetil amónio (CTAB) era mais tóxico e menos eficaz do que o DOTMA. No entanto, Tang e Hughes demonstraram que o ornitinato de 6-lauroxihexilo (LHON) com uma cauda era mais eficaz e menos citotóxico do que o DOTAP. Este resultado mostra que não podemos abolir completamente a possibilidade de aplicação de lípidos catiónicos com uma cauda na terapia genética.

O efeito da cadeia hidrofóbica na toxicidade ainda não foi devidamente analisado. Muitos cientistas têm tentado dar uma explicação adequada; no entanto, ainda há um longo caminho a percorrer. Em qualquer caso, a influência do comprimento da cadeia hidrofóbica no parâmetro pode muito bem depender das caraterísticas físico-químicas dos outros dois domínios.

Hidrofílico Grupo de cabeça:
O efeito citotóxico está associado à natureza catiónica dos vectores, que é principalmente determinada pela estrutura do seu grupo hidrofílico. O grupo principal é frequentemente constituído por aminas primárias, secundárias, terciárias ou sais de amónio quaternário, mas também foram experimentados grupos guanidino e imidazol. Além disso, Floch et al. desenvolveram uma classe de lípidos catiónicos caracterizada por uma carga catiónica transportada por um átomo de fósforo ou de arsénio em vez de um átomo de azoto. Os lípidos catiónicos podem tornar-se citotóxicos ao interagirem com enzimas críticas como a PKC. A investigação mostra que muitos derivados do colesterol que contêm grupos terminais de azoto terciário ou quaternário podem inibir a atividade da PKC. Os anfifílicos de amónio quaternário são mais tóxicos do que os seus homólogos de amina terciária. Uma solução recente para contornar estes problemas foi espalhar a carga positiva da

cabeça catiónica, deslocalizando-a para um anel heterocíclico. Os lípidos catiónicos heterocíclicos que contêm cabeças polares de imidazólio ou piridínio apresentam uma maior eficiência de transfecção e uma citotoxicidade reduzida quando comparados com os sistemas de transfecção clássicos. Ilies et al. referiram que o lípido de 1-(2, 3-dioleoiloxi propil)-2, 4, 6-trimetil piridínio, um tipo de lípido de piridínio, foi capaz de transfectar várias linhas de células cancerosas com uma eficiência semelhante ou superior à do DOTAP, produzindo simultaneamente uma menor citotoxicidade. A importação de um anel heterocíclico como substituição do grupo principal da amina de revestimento, como o piridínio e a guanidina, pode espalhar a carga positiva da cabeça catiónica, diminuindo assim significativamente a toxicidade.

Ligações de ligação:

A maior parte das ligações nos lípidos sintetizados acima mencionados são ligações éter, éster carbamato e amida. Embora os compostos com ligação éter proporcionem uma melhor eficiência de transfecção, são demasiado estáveis para serem biodegradados, causando assim toxicidade. Os lípidos catiónicos com ligações éster, como o DOTAP na zona de ligação, são mais biodegradáveis e estão associados a uma menor citotoxicidade nas células em cultura, mas os lípidos com

Os lípidos com ligações éster ou amida são susceptíveis de se decomporem no sistema circulatório. Nos últimos anos, foram desenvolvidos lípidos ligados a carbamatos, com menor toxicidade, como novos lípidos catiónicos. É do conhecimento dos químicos que os compostos com ligações de carbamato são estáveis em condições neutras e susceptíveis de hidrólise catalisada por ácido. Como é sabido, o valor do pH nos endossomas é 1-2 inferior ao do sistema circulatório, pelo que se espera que estes lípidos ligados a carbamatos possam manter-se estáveis no sistema circulatório e decompor-se para libertar siRNA depois de entrarem nos endossomas da célula devido à diminuição do pH. Os lípidos podem ser rapidamente degradados em moléculas baixas não tóxicas na célula. Aberle et al. propuseram que a citotoxicidade devida aos lípidos catiónicos pode ocorrer numa fase anterior à encapsulação dos lipoplexos nos endossomas. Um aumento do comprimento do segmento de ligação levou a uma diminuição da toxicidade em cultura celular. Estes resultados mostram que a citotoxicidade é reduzida quando a ligação é degradável.

5. Sucesso dos ensaios clínicos

Tabela.3: Candidatos a medicamentos de siRNA em várias fases de ensaios clínicos que utilizam entrega local:

Sr.No.	Drug	Company name	Target gene	siRNA carrier	Dissease	Current status
Ocular diseases						
1.	Bevasiranib	Opko Health	VEGF	NC	DME	Phase II completed
2.	AGN-745	Allergan	VEGFR	NC	AMD	Phase II completed
3.	PF-655	Quark	RTP801	NC	AMD	Phase I completed
4.	QPI-1007	Quark	Caspase-2	NC	NAION	Phase III completed
5.	SYL1001 (Sylentis)	Sylentis	TRPV1	NC	Ocular pain	Phase II completed
6.	SYL040012	Sylentis	b2-AR	NC	Ocular	Phase II

	Bamosiran				hypertension	completed
Lung infections/disorders						
7.	ALN-RSV01	Alnylam	RSV-N	NC	RSV infections	Phase II completed
8.	Excellair	Zabecor	Syk	NC	Astma	Phase II discontinued
Skin diseases						
9.	TD101	Transderm	K6a	NC	PC	Phase I completed
10.	RXI-109	RXi	CTGF	NC	Skin/Retinal scars	Phase II completed
11.	OLX101	OLiX	CTGF	NC	Hypertrophic scars	Phase I ongoing
12.	STP705	Sirnaomics, Inc.	TGF-b1 and COX-2	PNP	Hypertrophic scars	Phase II ongoing

Cancer						
13.	CEQ508	Marina Biotech	b-catenin	NC	FAP	Phase II ongoing
14.	SIG12D	Silenseed	KRAS	LODER polymer	PDAC	Phase II ongoing

[VEGF, fator de crescimento endotelial vascular; NC, não portador; DME, edema macular diabético; AMD, degenerescência macular relacionada com a idade; NAION, neuropatia ótica isquémica anterior não arterítica; TRPV1, potencial recetor transiente V1; b2-AR, recetor adrenérgico b2; RSV-N, nucleocápside do vírus sincicial respiratório; K6a, queratina 6a; PC, paquioníquia congénita; CTGF, fator de crescimento do tecido conjuntivo; IPF, fibrose pulmonar idiopática; TGF, fator de crescimento transformador; COX-2, ciclo-oxigenase-2; PNP, nanopartícula polipeptídica; FAP, polipose adenomatosa familiar; KRAS, sarcoma de rato de Kirsten; LODER, eluidor local de fármacos; PDAC, adenocarcinoma ductal pancreático.]

(Todos os dados mencionados no Quadro 1 para ensaios clínicos que utilizam a administração local não estão disponíveis na literatura. Também são obtidos de fontes da empresa, https://clinicaltrials.gov., e outros).

Tabela.4: Candidatos a medicamentos de siRNA em várias fases de ensaios clínicos que utilizam a administração sistémica:

Sr.No.	Drug	Company name	Target gene	siRNA carrier	Dissease	Current status
1.	QPI-1002	Quark	p53	Naked siRNA	DGF	Phase III ongoing
Lipid and polymer-based siRNA drugs						
2.	CALAA01	Calando	RRM2	CD-NP	Solid tumor	Phase I terminated
3.	TKM-ApoB	Tekmira	ApoB	SNALP	Hypercholesterolemia	Phase I terminated
4.	Atu-027	Silence	PKN3	Cationic lipoplex	Advanced solid tumor	Phase II ongoing
5.	ALN-VSP02	Alnylam	KSP	LNP	Advanced solid tumor	Phase I complete

						d
6.	ALN-TTR02 Patisiran	Alnylam	TTR	LNP	hATTR-PN	Phase III completed
7.	TKM-PLK1	Tekmira	PLK-1	LNP	GI-NET/ACC	Phase II ongoing
8.	DCR-MYC	Dicerna	MYC	LNP	HCC	Phase I ongoing
9	siRNA-EphA2 DOPC	MD Anderson	EphA2	DOPC liposome	Advanced solid tumor	Phase I ongoing
10.	ALN-PCS02	Alnylam	PCSK9	LNP	Hypercholesterolemia	Phase I completed
11.	TKM-100201	Tekmira	VP24	LNP	Ebola virus infection	Phase I terminated
12.	ARB-1467	Arbutus	HBsAg	LNP	Hepatitis B	Phase II

	TKM-HBV					ongoing
13.	TKM-ALDH2	Arbutus	ALDH 2	LNP	Alcohol use.	Preclinical completed
14.	Atu-111	Silenc	Ang-2	DACC lipoplex	Lung indications	Preclinical completed

Medicamentos siRNA conjugados com GalNAc

15.	ALN-TTRSC Revusiran	Alnylam	TTR	GalNAc-siRNA	hATTR-PN	Phase III terminated
16.	ALN-AT3SC	Alnylam	AT	GalNAc-siRNA	Hemophilia A&B	Phase II ongoing
17.	ALN-CC5	Alnylam	CCS	GalNAc-siRNA	PNH	Phase II ongoing
18.	ALN-AS1	Alnylam	ALAS1	GalNAc-siRNA	Hepatic porphyrias	Phase I ongoing

[DGF, função retardada do enxerto; AKI, lesão renal aguda; RRM2, subunidade M2 da ribonucleases redutase; CD, ciclodextrina; ApoB,

apolipoproteína; SNALP, partícula lipídica de ácido nucleico estável; PKN3, proteína quinase 3; KSP, proteína fusiforme de cinesina; VEGF, proteína vascular

fator de crescimento endotelial; LNP, nanopartículas lipídicas; ATTR, amiloidose de transtirretina; hATTR-PN, amiloidose ATTR hereditária com polineuropatia; hATTR-CM, amiloidose ATTR hereditária com cardiomiopatia; PLK-1, pololike kinase-1; GI-NET, tumores gastrointestinais-neuroendócrinos; ACC, carcinoma adrenocortical; MYC, carcinoma de mieloma múltiplo; HCC, carcinoma hepatocelular; EphA2, recetor 2 da efrina tipo A; PCSK9, proteína convertase subtilisina/kexina tipo 9; VP24, proteína viral 24; VP35, proteína viral 35; HBV, vírus da hepatite B; HBsAg, antigénio de superfície da hepatite B; ALDH2, aldeído desidrogenase2; Ang-2, angiopoietina-2; AT, antitrombina; CC5, componente do complemento5; PNH, hemoglobinúria paroxística nocturna; ALAS1, ácido 5- aminolevulínico sintase 1].

(Todos os dados mencionados no quadro para ensaios clínicos que utilizam a administração sistémica não estão disponíveis na literatura. São também obtidos a partir de fontes da empresa, https://clinicaltrials.gov., e outros).

Outros sistemas de distribuição clínicos e pré-clínicos:

Para além das três opções de entrega de siRNA clinicamente aplicadas acima descritas, foram também investigadas clinicamente e pré-clinicamente muitas plataformas de entrega desenvolvidas por empresas de biotecnologia;

por exemplo, a tecnologia RONDEL™ baseada na ciclodextrina (Calando Pharmaceuticals),13,67 a tecnologia LODER baseada no polímero (Silenseed Ltd),68 a tecnologia lipossoma (Nitto Denko Corporation,69 Mirna Therapeutics,70 Sirna Therapeutics,71 Suzhou Ribo Life Science)72 e EDV™nanocell (EnGeneIC),73 entre outras. Foram utilizadas várias indicações para o tratamento com RNAi, entre as quais, topicamente, a administração de siRNA no olho foi avaliada pela Quark Pharmaceuticals e pela Sylentis. No entanto, as duas empresas não divulgaram muitas informações sobre os seus

Inspirados na tecnologia de conjugados GalNAC, o colesterol, a bílis e o ácido biliar são utilizados para a entrega de RNAi.

ácido, aptâmero, α-tocoferol, peptídeo e pRNA-3WJ ConjugadossiRNAs foram desenvolvidos em laboratórios e mostraram resultados promissores.74-77 Algumas moléculas catiónicas, tais como quitosano, peptídeos, anticorpos e polímeros, etc., representam outra grande classe de transportadores de siRNA e mostraram um bom desempenho.78,79 Além disso, o nosso laboratório tem-se concentrado no desenvolvimento de sistemas inovadores e eficientes de entrega de siRNA há vários anos. Desenvolvemos e investigámos exaustivamente a eficiência de entrega de siRNA de lipossomas ionizáveis,80 conjugados GalNAc,80 polímeros à base de PDMAEMA.

siRNA comercializado

O ONPATTRO (patisiran) é a primeira terapêutica aprovada à base de RNAi. A DLin-MC3-DMA foi utilizada para formar nanopartículas lipídicas capazes de envolver o siRNA no complexo. O siRNA foi ligeiramente modificado com resíduos de açúcar 112'-OMe e quatro resíduos de 2'-deoxi timidina (dT).88Os resultados clínicos da fase III mostraram que o patisiran não só elevou o Neuropathy Impairment Score + 7 (mNIS+7) modificado, que avalia a força motora, os reflexos, a sensação, a condução nervosa e a pressão sanguínea postural, como também melhorou o score Norfolk Quality of Life DiabeticNeuropathy (QoL-DN). As avaliações do mNIS+7 e do QoL-DN constituem os endpoints primário e secundário do ensaio clínico.88 A incidência e a gravidade dos acontecimentos adversos foram semelhantes nos doentes que receberam patisiran e placebo. Os acontecimentos adversos mais comuns que ocorreram mais frequentemente com o patisiran em comparação com o placebo foram o edema periférico e as reacções relacionadas com a perfusão. Para reduzir o risco de reacções relacionadas com a perfusão, os doentes receberão um tratamento prévio com anti-histamínicos, anti-histamínicos não esteróides e glucocorticóides antes da perfusão. Além disso, os resultados recolhidos nos estudos de fase I e II demonstraram que o patisiran reduziu significativamente a proteína-alvo, TTR, de forma dependente da dose.5,89 A redução de mais de 80% da proteína TTR sérica foi alcançada quando o patisiran foi administrado na dose de 0,3 mg/kg a cada 3 semanas.89 Acompanhada pela redução do gene e da proteína-alvo, a taxa de progressão da doença foi também notavelmente abrandada em comparação com os estudos de história natural.90 Em resumo, o patisiran pode melhorar as medidas de polineuropatia, qualidade de vida, actividades da vida diária, deambulação, estado nutricional e sintomas autonómicos em relação ao placebo em doentes adultos com polineuropatia por hATTRamiloidose.

Terapêutica de siRNA em estudo de fase III

Oito siRNAs estão a ser submetidos a um estudo de fase III, que inclui o Fitusiran, Inclisiran, Givosiran, Lumasiran, Vutrisiran, QPI-1002, QPI-1007 e SYL1001. O Fitusiran, o Inclisiran, o Givosiran, o Lumasiran e o Vutrisiran foram originalmente desenvolvidos pela Alnylam. Utilizaram o conjugado trivalente GalNAc como plataforma de administração hepática62 e o ESC91 como estratégia de modificação. Estas cinco modalidades foram desenvolvidas para o tratamento da hemofilia e de doenças hemorrágicas raras, da hipercolesterolemia, da porfiria hepática aguda, da hiperoxalúria primária tipo 1 e da amiloidose ATTR, como resultado do tratamento da antitrombina (AT),92-94 da proproteína convertase subtilisina kexina tipo 9 (PCSK9),95- 98 da ácido aminolevulínico sintase 1 (ALAS1),99-101 da glicolato oxidase (GO)102,103 e da transtirretina (TTR), respetivamente.60,61,104 Os resultados da Fase I para Fitusiran, Inclisiran e Givosiran foram relatados.94,98,101 A dosagem s.c. uma vez por mês de Fitusiran induziu uma redução média máxima de antitrombina dependente da dose de 70-89% da linha de base e também aumentou a geração de trombina em participantes com hemofilia A ou B.94 Doses únicas ou múltiplas de Inclisiran resultaram em reduções potentes e duradouras nos níveis circulantes de PCSK9 e de colesterol de lipoproteínas de baixa densidade, que puderam ser mantidas bem no dia 180 para doses de 300 mg ou mais.98 Dados recentemente divulgados sobre o Givosiran mostraram que injecções mensais de Givosiran desencadearam reduções sustentadas nos níveis de ARNm ALAS1, ácido delta-aminolevulínico e porfobilinogénio para valores próximos do normal, o que se associou a uma taxa média anualizada de ataques 79% inferior à observada com placebo.101 Os eventos adversos mais comuns das três terapêuticas foram reacções no local da injeção, nasofaringite, dor músculo-esquelética ou abdominal, diarreia, etc. Além disso, foi alcançado um ano de redução sustentada da TTR com uma dose única de Vutrisiran (ALN-TTRsc02), conforme demonstrado nos dados da fase I recolhidos em voluntários saudáveis, o que apoia uma dose trimestral de siRNA para o tratamento da amiloidose ATTR.63QPI-1002105,106 e QPI-10079,107 foram desenvolvidos pela QuarkPharmaceuticals, para o tratamento da função retardada do enxerto (fase 3) e da lesão renal aguda (fase 2), bem como da neuropatia ótica isquémica anterior não arterítica (fase 3) e do glaucoma primário agudo de encerramento do ângulo (fase 2), tendo como alvo a p53 e a caspase 2, respetivamente.O SYL1001 foi desenvolvido pela Sylentis para o tratamento da dor ocular e da síndrome do olho seco, tendo como alvo o potencial recetor transiente canal catiónico subfamília V membro 1 (TRPV1).108

Avanços recentes e tecnologias avançadas na administração de medicamentos a partir de ácidos nucleicos: Papel da Inteligência Artificial e da Aprendizagem Automática

O desenvolvimento de sistemas de administração de medicamentos baseados em ácidos nucleicos registou progressos significativos nos últimos anos, impulsionados por avanços na biotecnologia, nanotecnologia e métodos computacionais. Os ácidos nucleicos, como o ADN, o ARN e os seus derivados, têm um enorme potencial para o tratamento de uma vasta gama de doenças, incluindo doenças genéticas, cancro e infecções virais. No entanto, a transposição destas terapias para a prática clínica tem sido dificultada por vários desafios, nomeadamente nos domínios da entrega e da especificidade. A superação destes desafios levou ao aparecimento de novos sistemas e tecnologias de administração que melhoram a estabilidade, a biodisponibilidade e a capacidade de seleção dos fármacos de ácidos nucleicos. Entre os desenvolvimentos mais interessantes está a integração da inteligência artificial (IA) e da aprendizagem automática (ML) na conceção e otimização de sistemas de administração de fármacos de ácidos nucleicos, o que promete revolucionar o campo, permitindo terapias mais eficientes, personalizadas e eficazes.

Sistemas de administração baseados em nanopartículas e avanços

A nanotecnologia tem desempenhado um papel fundamental na melhoria dos sistemas de administração de ácidos nucleicos, nomeadamente através do desenvolvimento de nanopartículas. Estes materiais, que incluem nanopartículas lipídicas (LNPs), nanopartículas poliméricas e nanopartículas inorgânicas, foram concebidos para encapsular ácidos nucleicos, protegendo-os da degradação e permitindo a sua entrega orientada a tecidos ou células específicos. As LNPs, em particular, ganharam uma atenção significativa após a sua utilização bem sucedida em vacinas de ARNm para a COVID-19, demonstrando o seu potencial como veículos de entrega para terapias baseadas em ARN. As LNPs são compostas por lípidos que podem formar complexos estáveis com ácidos nucleicos, permitindo uma absorção celular eficiente e a fuga endossómica, que é um passo crítico para garantir a libertação de moléculas de ARN no citoplasma.

Os recentes avanços na conceção de nanopartículas centram-se no aumento da biocompatibilidade, estabilidade e eficiência destes sistemas. Por exemplo, a incorporação de materiais biodegradáveis nas formulações de nanopartículas ajuda a mitigar as preocupações com a toxicidade. Os investigadores também exploraram a utilização de nanopartículas direcionadas que são funcionalizadas com ligandos, tais como anticorpos, aptâmeros ou pequenas moléculas, que permitem a entrega selectiva de ácidos nucleicos a receptores específicos sobre-expressos em células cancerígenas ou outros tecidos doentes. Esta capacidade de seleção melhora significativamente a eficácia terapêutica dos fármacos de ácidos nucleicos, minimizando os efeitos fora do alvo.

Lipossomas e nanopartículas lipídicas sólidas

Os lipossomas são utilizados há muito tempo como veículos de administração de fármacos devido à sua capacidade de encapsular fármacos hidrofílicos e hidrofóbicos. A investigação recente tem-se centrado na otimização dos lipossomas para a administração de ácidos nucleicos, nomeadamente através do aumento da sua capacidade de escapar aos compartimentos endossómicos após a absorção celular. As nanopartículas lipídicas sólidas (SLN) e os transportadores lipídicos nanoestruturados (NLC) surgiram também como alternativas aos lipossomas, oferecendo vantagens em termos de estabilidade e libertação controlada de fármacos. Estas nanopartículas à base de lípidos são altamente versáteis e podem ser concebidas para transportar vários tipos de ácidos nucleicos, incluindo siRNA, miRNA e ADN plasmídico. A formulação bem sucedida destas nanopartículas envolve a seleção cuidadosa de materiais lipídicos, a otimização do tamanho das partículas e modificações da superfície para garantir a captação celular eficaz e a libertação endossómica.

Nanopartículas poliméricas e sistemas responsivos a estímulos

As nanopartículas poliméricas têm merecido grande atenção no domínio da administração de ácidos nucleicos devido à sua capacidade de serem adaptadas a aplicações específicas de administração de medicamentos. O poli(ácido lático-co-glicólico) (PLGA), o polietilenoglicol (PEG) e o quitosano são polímeros habitualmente utilizados na conceção destes sistemas de administração. A versatilidade das nanopartículas poliméricas reside na sua capacidade de encapsular ácidos nucleicos e de os libertar em resposta a estímulos específicos, como alterações de pH, flutuações de temperatura ou atividade enzimática. Os sistemas sensíveis a estímulos são concebidos para tirar partido das condições únicas presentes nos locais de doença, como o ambiente ácido dos tumores ou a presença de enzimas específicas. Por exemplo, os polímeros sensíveis ao pH podem facilitar a libertação de ácidos nucleicos encapsulados em microambientes tumorais ácidos, aumentando assim o efeito terapêutico e minimizando a toxicidade para os tecidos saudáveis.

Partículas semelhantes a vírus e vectores virais

As partículas semelhantes a vírus (VLPs) e os vectores virais têm sido explorados há muito tempo para aplicações de terapia genética. As VLPs, que imitam a estrutura dos vírus sem transportar material genético viral, são utilizadas para fornecer ácidos nucleicos de uma forma segura e eficaz. As vantagens das VLP incluem a sua capacidade de se auto-montarem e de fornecerem eficazmente material genético às células-alvo. Entretanto, os vectores virais, como os adenovírus, lentivírus e retrovírus, são concebidos para fornecer ácidos nucleicos às células, frequentemente através da introdução de genes recombinantes. Embora estes vectores virais tenham demonstrado sucesso em estudos pré-clínicos e clínicos, a sua aplicação é limitada pela imunogenicidade e pelo risco de mutagénese insercional. Por conseguinte, os investigadores estão a desenvolver vectores virais mais seguros e menos imunogénicos e a optimizá-los para uma entrega de genes mais direcionada.

Inteligência artificial e aprendizagem automática na administração de medicamentos de ácido nucleico

Um dos desenvolvimentos recentes mais interessantes no domínio da administração de medicamentos a partir de ácidos nucleicos é a integração da inteligência artificial (IA) e da aprendizagem automática (AM) na conceção e otimização dos sistemas de administração. A IA e a ML oferecem ferramentas poderosas para ultrapassar muitos dos desafios enfrentados pelos investigadores no domínio da administração de medicamentos. Estas tecnologias permitem a análise de grandes conjuntos de dados, a identificação de padrões e a previsão de comportamentos de fármacos, acelerando, em última análise, o desenvolvimento de terapias mais eficientes e personalizadas.

No contexto da administração de ácidos nucleicos, a IA e o ML podem ser utilizados para otimizar a conceção de nanopartículas, a formulação de medicamentos e as estratégias de segmentação. Através da utilização de algoritmos de aprendizagem automática, os investigadores podem analisar grandes quantidades de dados de estudos pré-clínicos e clínicos para identificar as combinações mais eficazes de nanopartículas, lípidos e polímeros para a administração de ácidos nucleicos específicos. Estes algoritmos também podem ajudar a prever as propriedades físico-químicas das nanopartículas, como o tamanho das partículas, a carga e a morfologia da superfície, que desempenham papéis cruciais na eficiência e biocompatibilidade da administração de medicamentos.

Além disso, a IA e o ML podem facilitar o desenvolvimento de modelos preditivos para os resultados da administração de medicamentos. Por exemplo, ao treinar algoritmos com base em dados de experiências anteriores, os investigadores podem prever a forma como uma nanopartícula específica irá interagir com as células, a eficácia com que irá distribuir a sua carga e a forma como será eliminada do organismo. Esta capacidade de previsão pode reduzir significativamente o tempo e o custo associados ao desenvolvimento de novos sistemas de administração de medicamentos, tornando o processo mais eficiente e menos dependente de experiências de tentativa e erro.

Medicina personalizada e IA em terapias com ácidos nucleicos

Uma das aplicações mais promissoras da IA e do ML na administração de medicamentos de ácido nucleico é no domínio da medicina personalizada. Ao analisar a composição genética de um paciente, as caraterísticas da doença e a resposta a terapias anteriores, a IA pode ajudar a identificar o sistema de administração de medicamentos de ácido nucleico mais adequado para esse indivíduo. As abordagens personalizadas permitem a conceção de terapias direcionadas que são adaptadas ao perfil genético e molecular específico da doença de um paciente, aumentando a probabilidade de sucesso e minimizando os potenciais efeitos secundários.

Por exemplo, a IA pode ser utilizada para identificar biomarcadores genéticos associados à suscetibilidade a doenças ou à resposta a medicamentos. Isto pode levar ao desenvolvimento de terapias baseadas em RNA que visam especificamente os genes que conduzem a um determinado cancro ou doença genética. Combinando dados genómicos com sistemas de administração de medicamentos optimizados através da IA, os investigadores podem criar planos de tratamento altamente personalizados que oferecem uma maior eficácia terapêutica e uma toxicidade reduzida em comparação com os tratamentos tradicionais.

Otimização de sistemas de entrega com IA e ML

A IA e o ML também são promissores para melhorar a eficiência e o direcionamento dos sistemas de administração de ácidos nucleicos. Os algoritmos de aprendizagem automática podem ajudar a conceber formulações óptimas de ácidos nucleicos e veículos de entrega, analisando dados de várias fontes, incluindo experiências laboratoriais, ensaios clínicos e dados de pacientes do mundo real. Por exemplo, ao utilizar técnicas de aprendizagem profunda, os investigadores do podem prever as interações entre os ácidos nucleicos e vários transportadores de nanopartículas, ajudando a identificar os materiais mais adequados para aplicações específicas.

A IA também pode ser utilizada para otimizar a farmacocinética e a farmacodinâmica dos medicamentos à base de ácidos nucleicos. Ao analisar os dados dos doentes, os modelos de IA podem prever o comportamento dos medicamentos no organismo, incluindo a sua absorção, distribuição, metabolismo e excreção. Estes modelos podem também prever os resultados terapêuticos dos medicamentos à base de ARN com base no perfil genético do doente e nas caraterísticas moleculares da doença. Isto pode ajudar a identificar os regimes de dosagem e os métodos de administração mais eficazes, conduzindo a melhores resultados e a menos efeitos secundários.

Conceção de ensaios clínicos e regulamentares com recurso à IA

A IA e o ML estão também a tornar-se cada vez mais importantes nos processos regulamentares e de ensaios clínicos para terapias baseadas em ácidos nucleicos. As agências reguladoras, como a FDA e a EMA, estão a confiar cada vez mais na IA e na aprendizagem automática para avaliar a segurança e a eficácia dos novos sistemas de administração de medicamentos. A IA pode ajudar na conceção de ensaios clínicos, prevendo quais as populações de doentes com maior probabilidade de beneficiar de uma terapia específica. Este facto pode melhorar a eficiência dos ensaios clínicos, reduzindo o número de doentes necessários e acelerando o processo de aprovação de novos medicamentos.

Além disso, a IA pode ajudar a monitorizar os doentes durante os ensaios clínicos, analisando grandes volumes de dados em tempo real para avaliar as respostas ao tratamento e identificar quaisquer efeitos adversos. Esta monitorização em tempo real permite ajustes mais personalizados aos regimes de tratamento, garantindo melhores resultados para os doentes e aumentando o sucesso global dos ensaios clínicos.

Perspectivas futuras e desafios

Embora a integração da IA e da aprendizagem automática nos sistemas de administração de medicamentos de ácido nucleico seja muito promissora, subsistem vários desafios. Um dos principais obstáculos é garantir a segurança e a biocompatibilidade dos sistemas de administração de medicamentos. Apesar dos avanços na conceção de nanopartículas e na otimização da IA, os efeitos a longo prazo destes sistemas no corpo humano não são totalmente conhecidos. Os investigadores devem continuar a estudar a imunogenicidade e a toxicidade destes sistemas, garantindo que não causam efeitos secundários nocivos ou alterações genéticas não intencionais.

Além disso, as questões éticas e regulamentares que envolvem a utilização da IA e das terapias genéticas devem ser cuidadosamente consideradas. A capacidade de manipular o material genético suscita preocupações sobre a privacidade, o consentimento e a possibilidade de consequências indesejadas. As agências reguladoras terão de desenvolver diretrizes claras para garantir a utilização responsável da IA e da aprendizagem automática no desenvolvimento de terapias à base de ácidos nucleicos.

6. Triunfos na administração de medicamentos a partir de ácidos nucleicos

1. Avanços na terapia genética

A terapia genética tem como objetivo introduzir, remover ou alterar o material genético nas células de uma pessoa para tratar doenças. É muito promissora no tratamento de doenças genéticas causadas por mutações num único gene.

Exemplo: Zolgensma para a Atrofia Muscular Espinhal (AME)

Uma das terapias genéticas mais bem sucedidas é o Zolgensma, que foi aprovado para o tratamento da Atrofia Muscular Espinhal (AME). A AME é uma doença genética devastadora causada por uma mutação no gene SMN1, que é responsável pela produção de uma proteína essencial para a função dos neurónios motores. Nos doentes com AME, a perda desta proteína leva à fraqueza muscular progressiva e à morte.

O Zolgensma fornece uma cópia funcional do gene SMN1 utilizando um vetor de Vírus Adeno-Associado (AAV) modificado. Esta terapia tem demonstrado um sucesso notável na melhoria da função motora e no aumento da esperança de vida em crianças com AME. O Zolgensma representa um marco importante na terapia genética, oferecendo esperança a doentes com doenças genéticas que anteriormente não podiam ser tratadas.

Desafios: Embora o sucesso da Zolgensma seja notável, continuam a existir desafios para garantir a estabilidade dos vectores virais durante longos períodos, evitar respostas imunitárias e garantir a segurança dos doentes com imunidade pré-existente aos vectores AAV.

2. Vacinas de ARNm: Um passo revolucionário

O sucesso das vacinas de ARNm, especialmente na luta contra a COVID-19, marca um avanço na administração de medicamentos a partir de ácidos nucleicos. Ao contrário das vacinas tradicionais, que utilizam vírus inactivados ou subunidades proteicas, as vacinas de ARNm fornecem instruções genéticas às células para produzirem proteínas virais que desencadeiam uma resposta imunitária.

Exemplo: Vacinas contra a COVID-19 da Pfizer-BioNTech e da Moderna

As vacinas da Pfizer-BioNTech e da Moderna utilizam nanopartículas lipídicas para encapsular e introduzir nas células o ARNm que codifica a proteína spike do SARS-CoV-2. Uma vez no interior das células, o ARNm dirige a produção da proteína spike, que é então exibida na superfície da célula, levando o sistema imunitário a reconhecê-la como estranha e a produzir anticorpos.

O sucesso destas vacinas abriu caminho à utilização da tecnologia de ARNm para outras doenças, incluindo o cancro e o vírus Zika. A capacidade de conceber e produzir rapidamente vacinas de ARNm contra doenças emergentes, como a COVID-19, realça a flexibilidade e o potencial desta abordagem.

Desafios: Um dos principais desafios das vacinas de ARNm é assegurar a estabilidade do ARNm durante o armazenamento e o transporte, o que exige frequentemente temperaturas muito baixas. Além disso, as respostas imunitárias às nanopartículas lipídicas utilizadas na administração da vacina podem causar efeitos secundários, como febre e fadiga.

3. Interferência de RNA (RNAi) e silenciamento de genes

A interferência do RNA (RNAi) é um processo que regula a expressão genética silenciando genes específicos através da utilização de pequenas moléculas de RNA, como os siRNAs (pequenos RNAs de interferência) ou os miRNAs (microRNAs). O RNAi tornou-se uma ferramenta poderosa para o desenvolvimento de medicamentos, permitindo o direcionamento preciso de genes causadores de doenças.

Exemplo: Onpattro para a amiloidose hereditária de transtirretina

O Onpattro (patisiran), o primeiro medicamento siRNA aprovado pela FDA, tem como alvo o gene TTR (transtirretina) para tratar a amiloidose transtirretina hereditária (hATTR), uma doença em que as proteínas transtirretina mal dobradas se acumulam e danificam órgãos como o coração e os nervos. O Onpattro actua silenciando a expressão do gene TTR, reduzindo a produção da proteína anómala e impedindo assim a progressão da doença.

Desafios: As terapias baseadas em RNAi enfrentam vários obstáculos, tais como a entrega eficiente às células-alvo, particularmente em tecidos como o fígado, onde muitos fármacos RNAi têm de atuar. Garantir a especificidade e evitar efeitos fora do alvo é também crucial para a sua segurança e eficácia.

7. Desafios na administração de medicamentos a partir de ácidos nucleicos

1. Estabilidade e degradação dos ácidos nucleicos

Os ácidos nucleicos, especialmente o mRNA e o siRNA, são altamente sensíveis à degradação por enzimas como as RNases na corrente sanguínea. Esta degradação leva à perda de eficácia terapêutica, uma vez que os ácidos nucleicos não conseguem atingir as células-alvo pretendidas na sua forma funcional.

Solução: Nanopartículas lipídicas (LNPs)

Para ultrapassar este desafio, os investigadores recorreram às nanopartículas lipídicas (LNPs) como sistema de entrega. As LNPs protegem os ácidos nucleicos da degradação e facilitam a sua absorção pelas células. O sucesso das LNP na administração da vacina de ARNm para a COVID-19 demonstra a sua capacidade para proteger os ácidos nucleicos e garantir uma administração eficiente às células-alvo.

Desafios: Embora as LNPs tenham sido muito bem sucedidas em aplicações clínicas, a melhoria da sua estabilidade a longo prazo, a redução do reconhecimento pelo sistema imunitário e o aumento da sua capacidade de atingir tecidos específicos continuam a ser áreas-chave a melhorar.

2. Eficiente absorção celular

A introdução de ácidos nucleicos nas células continua a ser um desafio fundamental, sobretudo porque a membrana celular é composta por uma bicamada lipídica que actua como uma barreira a moléculas grandes e de carga negativa, como os ácidos nucleicos.

Abordagens:

Lípidos catiónicos e transportadores poliméricos: Os lípidos e polímeros catiónicos foram desenvolvidos para formar complexos com ácidos nucleicos, criando lipoplexos ou poliplexos que podem interagir com a membrana celular e facilitar a endocitose.

Endocitose mediada por receptores: A orientação para receptores específicos da superfície celular (por exemplo, CD44 em células cancerosas) permite uma absorção mais eficiente e orientada dos ácidos nucleicos.

Apesar destes avanços, a eficiência da captação celular varia consoante o tipo de célula, pelo que garantir que os ácidos nucleicos chegam ao seu destino intracelular continua a ser um desafio.

3. Imunogenicidade dos ácidos nucleicos

Tanto o ARN como o ADN podem desencadear respostas imunitárias no organismo. O ARN, em particular, pode ativar receptores de reconhecimento de padrões (PRRs), como os receptores do tipo Toll (TLRs), levando à produção de citocinas inflamatórias. Esta imunogenicidade pode resultar em efeitos secundários como febre, arrepios e fadiga.

Exemplo: Vacinas de ARNm e efeitos secundários

Embora as vacinas de ARNm para a COVID-19 tenham sido altamente eficazes, também causaram efeitos secundários ligeiros a moderados devido à ativação do sistema imunitário. Estes efeitos secundários foram, na sua maioria, temporários e incluíram fadiga, dores de cabeça, dores musculares e febre.

Desafios: Assegurar que as terapias com ácidos nucleicos podem evitar respostas imunitárias indesejadas e, ao mesmo tempo, estimular uma reação imunitária eficaz é um grande desafio no desenvolvimento de vacinas e terapias genéticas.

4. Especificidade do alvo e do tecido

Conseguir a entrega específica de ácidos nucleicos ao tecido ou órgão pretendido é um obstáculo significativo. Os fármacos de ácidos nucleicos são frequentemente administrados por via sistémica, mas a sua capacidade de atingir seletivamente locais de doença (como tumores ou tecidos inflamados) sem afetar as células saudáveis é crucial para minimizar os efeitos secundários.

Abordagens:

Direcionamento baseado em ligandos: Os ligandos que se ligam a receptores específicos nas células-alvo podem ser ligados a veículos de entrega, aumentando a especificidade do alvo.

Nanopartículas inteligentes: As nanopartículas podem ser concebidas com modificações de superfície que respondem a sinais ambientais (por exemplo, alterações de pH ou enzimas específicas) no tecido-alvo, permitindo uma libertação controlada e uma ação orientada.

Desafios: Conseguir o equilíbrio certo entre a eficiência da seleção e a capacidade de administrar uma dose suficiente do ácido nucleico ao alvo continua a ser um desafio significativo.

III. Estratégias emergentes para superar os desafios

1. Sistemas de distribuição baseados em nanopartículas

As nanopartículas tornaram-se a pedra angular de muitos sistemas de administração de fármacos de ácidos nucleicos devido à sua capacidade de encapsular e proteger os ácidos nucleicos, aumentar a absorção celular e melhorar o direcionamento para os tecidos.

Tipos de nanopartículas:

Nanopartículas lipídicas (LNPs): As LNPs são os transportadores mais amplamente utilizados para vacinas de ARNm e terapias genéticas, uma vez que são altamente eficazes na encapsulação de ácidos nucleicos e na sua proteção contra a degradação.

Nanopartículas poliméricas: Os transportadores poliméricos oferecem versatilidade nos perfis de libertação de fármacos e podem ser funcionalizados com ligandos de direcionamento para melhorar a especificidade dos tecidos.

Exossomas: Vesículas extracelulares de ocorrência natural que podem ser concebidas para transportar ácidos nucleicos e fornecer um veículo de entrega biocompatível e não imunogénico.

Desafios: A otimização do tamanho, da carga superficial e da funcionalização da superfície das nanopartículas para garantir uma entrega eficiente às células-alvo sem causar toxicidade continua a ser uma área de investigação ativa.

2. Edição de genes CRISPR-Cas9

A tecnologia CRISPR-Cas9 revolucionou a edição de genes, permitindo aos cientistas editar o genoma com elevada precisão. As terapias baseadas em CRISPR estão atualmente em ensaios clínicos para doenças como a anemia falciforme, a distrofia muscular e a fibrose cística.

Exemplo: CRISPR na doença falciforme

Em ensaios clínicos, o CRISPR-Cas9 tem sido utilizado para modificar o ADN de doentes com doença falciforme. A terapia envolve a edição das células estaminais hematopoiéticas do doente para aumentar a produção de hemoglobina fetal, o que alivia os sintomas da doença.

Desafios: Embora o CRISPR seja muito promissor, a entrega eficiente dos componentes CRISPR (proteína Cas9 e RNA guia) às células alvo, especialmente in vivo, continua a ser um desafio significativo. Os vectores virais, as nanopartículas lipídicas e a electroporação estão a ser explorados como métodos de entrega .

8. Conclusão e perspectivas futuras:

Em comparação com os pequenos fármacos moleculares e os anticorpos monoclonais, a terapêutica baseada no RNAi tem vantagens inatas. A terapêutica baseada no siRNA tem um grande potencial para a terapia do cancro e o tratamento de outras doenças. No entanto, para que estas moléculas possam ser utilizadas em ensaios clínicos, é necessário enfrentar muitos desafios, incluindo a rápida degradação, a fraca absorção celular e os efeitos fora do alvo. Esta nova classe de terapêuticas é muito promissora para o tratamento de vários tipos de cancro, pois visa as vias de sinalização e os oncogenes que promovem a proliferação celular, a progressão do ciclo celular, a invasão/metástase e os mecanismos de resistência nos tumores. As melhorias nas estratégias de conceção racional, nos algoritmos de seleção, nas modificações químicas e nos nanocarreadores têm o potencial de tornar o processo de translação mais rápido e mais eficaz num futuro próximo e de abrir a porta ao desenvolvimento de terapêuticas altamente eficazes e seguras para aplicações clínicas. O sucesso das LNP em aplicações hepáticas deve-se, pelo menos em parte, à fisiologia ideal do fígado, nomeadamente ao facto de ser altamente perfundido com endotélio fenestrado. Para que o siRNA de LNP possa ser utilizado como terapêutica numa vasta gama de doenças, há ainda uma série de desafios a ultrapassar. Os sistemas de siRNA de LNP existentes para aplicações hepáticas têm de ser modificados para alargar a sua utilidade a tecidos não hepáticos, como os tumores distais. Serão necessários novos ligandos de pequenas moléculas para facilitar a captação de LNP nestes tecidos não hepáticos, especialmente quando o siRNA não é específico do tecido. Para atingir núcleos tumorais ou tumores com fraca vascularização, podem ser úteis pequenos LNP [60,61]. Os sistemas de siRNA de LNP tão pequenos como 25 nm podem ser fabricados utilizando a tecnologia de micromistura microfluídica [22]; no entanto, a carga útil relativamente pequena do siRNA pode comprometer a atividade e terão de ser explorados métodos alternativos para aumentar a potência. Além disso, a composição das LNP exigirá provavelmente modificações para outras vias de administração, tais como intraperitoneal, subcutânea, intranasal ou tópica.

Desde a primeira publicação sobre o RNAi em 1998, esta tecnologia já avançou rapidamente da bancada do laboratório para a fase inicial ou intermédia dos ensaios clínicos. Embora vários medicamentos baseados no RNAi sejam muito promissores em aplicações clínicas, as recentes frustrações ocasionais nos ensaios clínicos atenuaram o entusiasmo e desencadearam grandes esforços para ultrapassar estes obstáculos fundamentais. A entrega citoplasmática de siRNAs é uma das limitações mais importantes. Tal como descrito na Secção 2, a entrega sistémica de RNAi envolve processos em várias etapas e a fuga endossómica é o maior obstáculo à tradução das terapêuticas de RNAi. Por conseguinte, não é surpreendente que mesmo pequenas ineficiências em qualquer fase específica acabem por conduzir a uma atividade de silenciamento de genes marginal ou nula. A nanotecnologia oferece uma variedade de plataformas versáteis de entrega direcionada para as terapêuticas de RNAi. Um nanocarreador multifuncional, concebido com precisão, com capacidades combinadas de orientação passiva e ativa, pode resolver o desafio da distribuição para a utilização generalizada do RNAi como terapia. Diferentes plataformas nanotecnológicas têm o seu nicho inerente e funcionam de forma diferente através de várias vias de administração (por exemplo, local *vs.* sistémica) que afectam subsequentemente o tipo de doença (Quadro 1). Por exemplo, os siRNAs nus, que são rapidamente degradados no soro biológico, estão confinados a órgãos de fácil acesso; a biodistribuição das partículas lipídicas (SNALPs) e os dendrímeros são mais adequados para doenças hepáticas através de entrega sistémica; e as nanopartículas de quimera aptâmero-siRNA e pRNA são multivalentes e adequadas para doenças virais. Embora as SNALP pareçam ser a abordagem mais promissora na linha de desenvolvimento clínico, espera-se que outras plataformas nanotecnológicas apresentem vantagens noutras áreas de doença.Para traduzir eficazmente a prova de conceito pré-clínica em eficácia clínica, devem ser alcançados os seguintes desenvolvimentos para fazer avançar o campo das terapêuticas de RNAi: 1) otimização da atividade de silenciamento de genes dos agentes de RNAi com maior resistência à nuclease e menor ativação imunitária; 2) descoberta de uma formulação de entrega adequada com um tempo de circulação prolongado e uma biodistribuição melhorada; 3) absorção tecidular e celular específica; 4) libertação endossómica eficiente do siRNA e incorporação do siRNA no complexo multiproteico de silenciamento induzido por RNA (RISC); e 5) elucidação do carregamento do RISC e da função do Ago2. Uma melhor compreensão do destino intracelular dos nanocarreadores de siRNA fornecerá regras mais racionais para a conceção e otimização de um sistema ideal de entrega de siRNA-nanocarreadores.

O futuro dos sistemas de administração de medicamentos baseados em ácidos nucleicos tem um potencial transformador, especialmente no domínio da medicina personalizada e das terapias direcionadas. Nas últimas décadas, os avanços na compreensão dos ácidos nucleicos, especificamente das moléculas de RNA, como o pequeno RNA interferente (siRNA), o microRNA (miRNA) e o RNA mensageiro (mRNA), abriram novas possibilidades no tratamento de doenças que antes eram consideradas incuráveis. Uma das áreas mais promissoras das terapias baseadas em ARN reside na sua capacidade de modular seletivamente a expressão genética a nível molecular. Ao visar genes específicos associados a doenças como o cancro, doenças genéticas e infecções virais, os medicamentos à base de ácidos nucleicos oferecem um nível de precisão que as terapias tradicionais, como a quimioterapia, há muito não têm.

As tecnologias de interferência de ARN (ARNi), nomeadamente a utilização de siRNA e miRNA, já demonstraram ser muito promissoras em estudos pré-clínicos e ensaios clínicos em fase inicial. No entanto, continuam a existir desafios significativos na aplicação generalizada destas terapias, nomeadamente em termos de administração eficaz de medicamentos. Apesar do seu potencial, as moléculas de ARN são altamente susceptíveis à degradação por nucleases, têm uma fraca absorção celular e são frequentemente imunogénicas, o que coloca desafios consideráveis à sua utilização clínica. O âmbito futuro dos sistemas de administração de medicamentos a partir de ácidos nucleicos depende, assim, da superação destes desafios através do desenvolvimento de métodos de administração mais eficientes, estáveis e direcionados.

Um dos desafios mais críticos neste domínio é o desenvolvimento de sistemas de administração seguros e eficazes que possam transportar os fármacos de ácidos nucleicos para os tecidos ou células-alvo sem causar efeitos secundários significativos. Os métodos tradicionais de administração, como a injeção direta ou os vectores virais, têm limitações em termos de imunogenicidade, integração genética e especificidade. Consequentemente, os investigadores estão a explorar soluções inovadoras que envolvem sistemas de entrega baseados em nanopartículas, nanopartículas lipídicas (LNPs) e transportadores poliméricos que podem encapsular ácidos nucleicos e facilitar a sua entrega a tecidos específicos.

A aplicação da nanotecnologia na administração de medicamentos à base de ácidos nucleicos é muito promissora. As nanopartículas, tais como as nanopartículas de ouro, os pontos quânticos e os nanotubos de carbono, têm sido exploradas pela sua capacidade de transportar moléculas de ARN através de barreiras biológicas e de as entregar às células-alvo. As nanopartículas oferecem várias vantagens, incluindo uma elevada relação superfície/volume, facilidade de funcionalização e a capacidade de controlar a libertação de cargas terapêuticas. Estas caraterísticas tornam as nanopartículas excelentes candidatas para aumentar a eficácia da libertação de fármacos à base de ARN. Além disso, as nanopartículas podem ser concebidas para se dirigirem a receptores específicos na superfície das células cancerígenas, assegurando que os ácidos nucleicos são entregues especificamente às células tumorais e minimizando os efeitos fora do alvo nos tecidos saudáveis.

As nanopartículas lipídicas, que foram utilizadas com sucesso na administração de vacinas de ARNm para a COVID-19, são outra estratégia promissora para a administração de terapias baseadas em ARN. Estas nanopartículas lipídicas encapsulam as moléculas de ARN e protegem-nas da degradação na corrente sanguínea, garantindo que os ácidos nucleicos chegam intactos aos seus tecidos-alvo. As LNP também facilitam a absorção celular eficiente do ARN, aumentando o potencial terapêutico dos medicamentos baseados no ARNi. O sucesso das vacinas de ARNm acelerou o interesse pelos transportadores à base de lípidos para a administração de terapêuticas de ARNi, especialmente na terapia do cancro. A capacidade de conceber LNPs para atingir tipos de tumores ou tecidos específicos pode melhorar ainda mais a seletividade e a precisão da administração de medicamentos de ácido nucleico.

As nanopartículas poliméricas, que são fabricadas a partir de polímeros biocompatíveis, são outra via de investigação no domínio da administração de fármacos de ácidos nucleicos. Estas nanopartículas podem ser concebidas para encapsular moléculas de ARN e libertá-las em resposta a estímulos específicos no microambiente tumoral. Por exemplo, os polímeros sensíveis ao pH podem ser utilizados para libertar os fármacos de ARN em ambientes ácidos, que são caraterísticos de muitos tumores. A versatilidade das nanopartículas poliméricas permite a conceção de sistemas de libertação de fármacos altamente personalizados que podem responder às caraterísticas únicas de diferentes tecidos, melhorando ainda mais os resultados terapêuticos dos fármacos à base de ARN.

Para além dos sistemas de entrega física, outra área de investigação interessante é o desenvolvimento de **estratégias de orientação** que podem aumentar a especificidade dos fármacos de ARN para as células cancerosas ou outros tecidos doentes. Os mecanismos de entrega orientada são essenciais para garantir que os fármacos de ácido nucleico atinjam o local de ação pretendido sem afetar as células saudáveis. Os investigadores estão a explorar a utilização de **ligandos**, como anticorpos, aptâmeros e pequenas moléculas que podem ligar-se especificamente a receptores sobre-expressos na superfície de células tumorais ou de outros tecidos relacionados com doenças. Conjugando estas moléculas de orientação com nanopartículas ou transportadores à base de lípidos, os fármacos RNAi podem ser dirigidos com precisão para o local de ação desejado. Este nível de especificidade é essencial para minimizar os efeitos secundários e maximizar a eficácia terapêutica.

Uma área emergente de foco na administração de medicamentos de ácido nucleico é a **edição de genes**, que tem o potencial de revolucionar as opções de tratamento para doenças genéticas. Tecnologias como **CRISPR-

Cas9** e outras ferramentas de edição de genes permitem a alteração precisa do código genético em células-alvo. Estas ferramentas podem ser utilizadas não só para corrigir mutações em doenças genéticas, mas também para silenciar ou modificar a expressão de genes específicos envolvidos em doenças como o cancro. A entrega de moléculas de ARN que guiam estas ferramentas de edição de genes para o local alvo é uma componente crítica desta tecnologia. Os avanços na edição de genes, combinados com a capacidade de administrar medicamentos de ARN de forma eficiente, têm o potencial de oferecer curas a longo prazo para doenças genéticas que anteriormente não eram tratáveis.

A aplicação de terapias baseadas em ácidos nucleicos não se limita ao cancro e às doenças genéticas. **As infecções virais**, como o VIH, a hepatite e a gripe, também têm sido alvo de medicamentos baseados em ARN. Ao utilizar o RNAi para silenciar a expressão dos genes virais, estas terapias podem bloquear a replicação do vírus na célula hospedeira. Além disso, as vacinas de ARN demonstraram um grande potencial na prevenção de infecções, estimulando o sistema imunitário a produzir anticorpos contra antigénios virais específicos. O sucesso das vacinas de ARNm na luta contra a COVID-19 acelerou o interesse pelas vacinas à base de ARN para outras doenças infecciosas. A capacidade de conceber rapidamente vacinas de ARN e de as administrar eficazmente ao sistema imunitário poderá conduzir a respostas rápidas a doenças infecciosas emergentes no futuro.

O panorama regulamentar das terapias à base de ácidos nucleicos também está a evoluir rapidamente. Agências reguladoras como a U.S. Food and Drug Administration (FDA) e a European Medicines Agency (EMA) estão a trabalhar para desenvolver orientações claras para a aprovação de medicamentos baseados em RNA. A aprovação do **Patisiran**, a primeira terapia de RNAi aprovada pela FDA para a amiloidose hereditária mediada por transtirretina, constitui um marco significativo na aprovação regulamentar de terapias baseadas em RNA. À medida que o número de medicamentos baseados em RNA em ensaios clínicos aumenta, os organismos reguladores continuarão a aperfeiçoar o processo de aprovação para garantir que estas terapias são seguras e eficazes para uma utilização generalizada. Além disso, os avanços na medicina personalizada podem exigir novas estruturas reguladoras que considerem a composição genética única de cada paciente ao determinar as terapias baseadas em RNA mais adequadas.

Uma das perspectivas mais interessantes para a administração de medicamentos à base de ácidos nucleicos é a sua integração na medicina personalizada. A medicina personalizada envolve a adaptação de tratamentos médicos às caraterísticas individuais de cada paciente, incluindo a sua composição genética. As terapias baseadas em ácidos nucleicos, particularmente as que envolvem RNAi, são inerentemente adequadas a essa abordagem, pois podem ter como alvo alterações genéticas específicas em pacientes individuais. À medida que os investigadores forem compreendendo melhor os factores genéticos que estão na origem das doenças, será possível desenvolver medicamentos à base de ARN concebidos especificamente para combater as mutações genéticas ou as proteínas sobre-expressas que são específicas da doença de cada doente. Este nível de personalização poderá conduzir a tratamentos mais eficazes com menos efeitos secundários, uma vez que os medicamentos serão adaptados ao perfil da doença de cada doente.

Embora o potencial dos sistemas de administração de medicamentos a partir de ácidos nucleicos seja vasto, continuam a existir desafios. Um dos principais obstáculos é a **resposta imunitária** desencadeada por moléculas de ARN estranhas. O sistema imunitário do organismo pode reconhecer as moléculas de ARN como entidades estranhas e montar uma resposta imunitária contra elas, o que pode limitar a eficácia do medicamento e causar reacções adversas. Os investigadores estão a trabalhar em formas de minimizar esta resposta imunitária, por exemplo, modificando as moléculas de ARN para as tornar menos reconhecíveis pelo sistema imunitário ou desenvolvendo sistemas de entrega que possam proteger o ARN da deteção imunitária. A otimização dos sistemas de entrega para garantir a entrega segura e eficaz de fármacos de ARN continua a ser uma área crítica de investigação.

Em conclusão, o âmbito futuro dos sistemas de administração de fármacos de ácido nucleico é incrivelmente promissor, com o potencial de revolucionar o tratamento de uma vasta gama de doenças, desde o cancro e as doenças genéticas até às infecções virais. O desenvolvimento contínuo de sistemas de administração mais eficientes e direcionados, juntamente com os avanços na edição de genes e na medicina personalizada, desempenhará um papel crucial na concretização de todo o potencial das terapias baseadas em ARN. Embora subsistam desafios, sobretudo em termos de administração e de respostas imunitárias, é provável que a investigação em curso e a inovação tecnológica venham a ultrapassar estes obstáculos. Nos próximos anos, é possível que os sistemas de administração de medicamentos à base de ácidos nucleicos se tornem parte integrante da prática clínica, oferecendo aos doentes opções terapêuticas mais seguras, mais eficazes e altamente personalizadas. O futuro da medicina está preparado para adotar estas ferramentas moleculares como uma força transformadora na luta contra a doença.

REFERÊNCIAS

1- Saito Y., Liang G., Egger G., Friedman J.M., Chuang J. C., Coetzee G. A. e Jones P. A. 2006 Ativação específica do microRNA-127 com regulação negativa do proto-oncogene BCL6 por fármacos modificadores da cromatina em células cancerígenas humanas. *Cancer Cell* 9, 435-443.

2- Scherr M., Battmer K., Winkler T., Heidenreich O., Ganser A. e Eder M. 2003 Inibição específica da expressão do gene *bcr-abl* por ARN de interferência pequeno. *Blood* 101, 1566-1569.

3- Michael M. Z., O'Connor S. M., van Holst Pellekaan N. G., Young G. P. e James R. J. 2003 Acumulação reduzida de microRNAs específicos na neoplasia colorrectal. *Mol. Cancer Res.* 1, 882-891.

4- Brummelkamp T. R., Bernards R. e Agami R. 2002 Supressão estável da tumorigenicidade por interferência de ARN mediada por vírus. *Cancer Cell* 2, 243247.

5- Reddy K. S. 2007 A Índia desperta para a ameaça das doenças cardiovasculares. *J. Am. Coll. Cardiol.* 50, 1370-1372.

6- Colussi P. A., Quinn L. M., Huang D. C., Coombe M., Read S. H., Richardson H. e Kumar S. 2000 Debcl, um homólogo pró-apoptótico de Bcl-2, é um componente da maquinaria de morte celular de *Drosophila melanogaster*. *J. Cell Biol.* 148, 703-714.

7- Jacque J. M., Triques K. e Stevenson M. 2002 Modulação da replicação do HIV-1 por interferência do ARN. *Nature* 418, 435-438.

8- Song E., Lee S. K., Wang J., Ince N., Ouyang N., Min J. *et al.* 2003 RNA interference targeting Fas protects mice from fulminant hepatitis. *Nature Med.* 9, 347-351.

9- Schiffelers, R.M.; Xu, J.; Storm, G.; Woodle, M.C.; Scaria, P.V. Effects of treatment with small interfering RNA on joint inflammation in mice with collagen-induced arthritis. *Arthritis Rheum.* **2005**, *52,* 1314-1318.

10- Nakasa, T.; Shibuya, H.; Nagata, Y.; Niimoto, T.; Ochi, M. The inhibitory effect of microRNA-146a expression on bone destruction in collagen-induced arthritis. *Arthritis Rheum.* **2011**, *63,* 1582-1590.

11- Khoury, M.; Louis-Plence, P.; Escriou, V.; Noel, D.; Largeau, C.; Cantos, C.; Scherman, D.; Jorgensen, C.; Apparailly, F. Nova formulação eficiente de lipossomas catiónicos para a administração sistémica de um pequeno ARN de interferência que silencia o fator de necrose tumoral alfa na artrite experimental. *Arthritis Rheum.* **2006**, *54,* 1867-1877.

12- Lam, J. K., Chow, M. Y., Zhang, Y., & Leung, S. W. (2015). SiRNA Versus miRNA como terapêutica para silenciamento de genes. Terapia Molecular - Ácidos Nucleicos, 4.

13- Sattar, Naveed et al. Statins and risk of incident diabetes: a collaborative meta-analysis of randomised statin trials. The Lancet, Volume 375, Edição 9716, 735-742.

14- Ray, K. K., Landmesser, U., Leiter, L. A., Kallend, D., Dufour, R., Karakas, M., Kastelein, J. J. (2017). Inclisiran em pacientes com alto risco cardiovascular com colesterol LDL elevado. New England Journal of Medicine, 376(15), 1430-1440.

15- Porada CD, Stem C, Almeida-Porada G. Terapia génica: a promessa de uma cura permanente. N C Med J. 2013; 74: 526-9.

16- Linden R, Matte U. Um retrato da terapia genética na América Latina. Genet Mol Biol. 2014; 37: 294-98.

17- Chodisetty S, Nelson EJ. Gene therapy in India: A focus. J Biosci. 2014; 39: 537-41.

18- Razi Soofiyani S, Baradaran B, Lotfipour F, Kazemi T, Mohammadnejad L. Gene therapy, early promises, subsequent problems, and recent breakthroughs. Adv Pharm Bull. 2013; 3:249-55.

19- Rogers GL, Herzog RW. Terapia genética para hemofilia. Front Biosci (Landmark Ed).2015; 20: 556-603.

20- Kalpravidh RW, Tangjaidee T, Hatairaktham S, Charoensakdi R, Panichkul N, Siritanaratkul N, Fucharoen S. Sistema redox de glutationa em pacientes com beta-talassemia/Hb E.Sci World J. 2013; 7: 543973.

21- Ghosh YK, Visweswariah SS, Bhattacharya S. Nature of linkage between the cationic headgroup and cholesteryl skeleton controls gene transfection efficiency. FEBS Lett. 2000; 473:341-344.

22- Rajesh M, Sen J, Srujan M, et al. Dramatic influence of the orientation of linker between hydrophilic and hydrophobic lipid moiety in liposomal gene delivery. J Am Chem Soc. 2007; 129:11408-11420.

23- Ishiwata H, Suzuki N, Ando S, et al. Caraterísticas e biodistribuição de lipossomas catiónicos e dos seus complexos de ADN. J Control Release. 2000; 69:139-148.

24- J.-y. Pillé, h. Li, e. Blot, j.-r. Bertrand, l.-l. Pritchard, p. Opolon,a. Maksimenko, h. Lu, j.-p. Vannier, j. Soria, c. Malvy, e c. Soria Intravenous Delivery of Anti-RhoA Small Interfering RNA Loaded in Nanoparticles of Chitosan in Mice: Safety and Efficacy in Xenografted Aggressive Breast Cancer human gene therapy 17:1019-1026 (outubro de 2006).

25- Jemal, A., Thun, M.J., Ries, L.A., Howe, H.L., Weir, H.K., Center, M.M., 2008. Relatório anual para a nação sobre o estado do cancro, 1975-2005, com tendências no cancro do pulmão, consumo de tabaco e controlo do tabaco. J. Natl. Cancer Inst. 100, 1672-1694.

26- Trussardi, A., Poitevin, G., Gorisse, M.C., Faroux, M.J., Bobichon, H., Delvincourt, C., Jardillier, J.C., 1998. Sobreexpressão sequencial de LRP e MRP mas não de P-gp 170 em células de adenocarcinoma A549 selecionadas por VP16. Int. J. Oncol. 13, 543-548.

27- Berger, W., Setinek, U., Hollaus, P., Zidek, T., Steiner, E., Elbling, L., Cantonati, H., Attems, J., Gsur, A., Micksche, M., 2005. Marcadores de resistência a múltiplos fármacos Pglycoprotein, proteína de resistência a múltiplos fármacos 1 e proteína de resistência pulmonar no cancro do pulmão de células não pequenas: implicações prognósticas. J. Cancer Res. Clin. Oncol. 131, 355-363.

28- Revisão Toxicidade dos lípidos catiónicos e polímeros catiónicos na entrega de genes Hongtao Lv, Shubiao Zhang b, Bing Wang, Shaohui Cui b, Jie Yan, Journal of Controlled Release 114 (2006) 100-109.

29- R. Bottega, R.M. Epand, Inhibition of protein kinase C by cationic amphiphiles, Biochemistry 31 (1992) 9025-9030.

30- I. van der Woude, A. Wagenaar, A.A. Meekel, M.B. ter Beest, M.H. Ruiters, J.B. Engberts, D. Hoekstra, Novel pyridinium surfactants for efficient, nonontoxic in vitro gene delivery, Proc. Natl. Acad. Sci. U. S. A. 94 (1997)1160-1165.

31- N.S. Tempelton, D.D. Lasic, P.M. Frederik, H.H. Strey, D.D. Roberts, G. N. Palvakis, Improved DNA: liposomes complexes for increased systemic delivery and gene expression, Nat. Biotechnol. 15 (1997) 647-652.

32- P. Pinnaduwage, L. Schmitt, L. Huang, Utilização de um detergente de amónio quaternário na transfecção de ADN mediada por lipossomas de células L de rato, Biochim. Biophys. Ata 985 (1989) 33-37.

33- F.X. Tang, J.A. Hughes, Síntese de um lípido catiónico de cauda única e investigação da sua transfecção, J. Control. Release 62 (1999) 345-

358.

34- V. Floch, S. Loisel, E. Guenin, A.C. Herve, J.C. Clement, J.J. Yaouanc, H. des Abbayes, C. Ferec, Cation substitution in cationic phosphonolipids: a new concept to improve transfection activity and decrease cellular toxicity, J. Med. Chem. 30 (2000) 4617-4628.

35- A.M. Aberle, F. Tablin, N.J.Walker, D.C. Gruenert, M.H. Nantz, A novel tetraester construct that reduces cationic lipid-associated cytotoxicity. Implications for the onset of cytotoxicity, Biochemistry 37 (1998)6533-6540.

36- J. Stekar, G. Nössner, B. Kutscher, J. Engel e P. Hilgard, Angew. Chem. Int. Ed., 1995, 34, 238-240.

37- C. Ornelas-Megiatto, P. R. Wich e J. M. J. Fréchet, J. Am.Chem. Soc., 2012, 134, 1902-1905.

38- Entrega de Terapêuticas siRNA: Barreiras e Portadores Jie Wang, Ze Lu, M. Guillaume Wientjes, e Jessie L.-S. Au1, The AAPS Journal, Vol. 12, No. 4, dezembro de 2010.

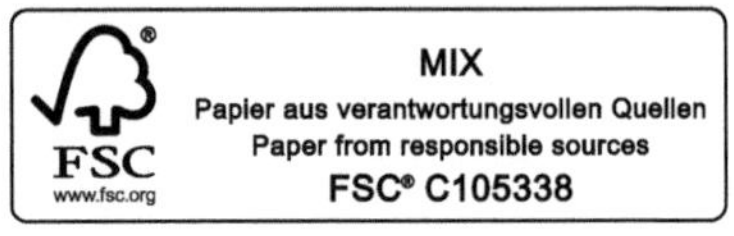

Printed by Books on Demand GmbH, Norderstedt / Germany